高等医药院校教材

中医耳鼻喉科学

（供中医专业用）

主　编　王德鑑

副主编　干祖望

编　委　蔡福养

　　　　葛英华

　　　　陈培燊

协　编　林先智

上海科学技术出版社

图书在版编目(CIP)数据

中医耳鼻喉科学/王德鉴主编. －上海:上海科学技术出
版社,1985.5(2024.2 重印)
高等医药院校教材. 供中医专业用
ISBN 978－7－5323－0486－8

Ⅰ.①中…　Ⅱ.①王…　Ⅲ.①中医五官科学－耳鼻
咽喉科学－医学院校－教材　Ⅳ.①R276.1

中国版本图书馆 CIP 数据核字(2016)第 015346 号

中医耳鼻喉科学

　　主编　　王德鉴

上海世纪出版(集团)有限公司 出版、发行
上 海 科 学 技 术 出 版 社
(上海市闵行区号景路159弄 A 座9F－10F)
邮政编码201101　　www. sstp. cn
常熟市兴达印刷有限公司印刷
开本787×1092　1/16　印张9　插页2
字数: 210千字
1985年 5 月第 1 版　2024 年 2 月第 36 次印刷
ISBN 978－7－5323－0486－8 / R·125K
定价: 28.00 元

前　言

由国家组织编写并审定的高等中医院校教材从初版迄今已历二十余年。其间曾进行了几次修改再版，对系统整理中医药理论、稳定教学秩序和提高中医教学质量起到了很好的作用。但随着中医药学的不断发展，原有教材已不能满足并适应当前教学、临床、科研工作的需要。

为了提高教材质量，促进高等中医药教育事业的发展，卫生部于一九八二年十月在南京召开了全国高等中医院校中医药教材编审会议。首次成立了全国高等中医药教材编审委员会，组成 32 门学科教材编审小组。根据新修订的中医、中药、针灸各专业的教学计划修订了各科教学大纲。各学科编审小组根据新的教学大纲要求，认真地进行了新教材的编写。在各门教材的编写过程中，贯彻了一九八二年四月卫生部在衡阳召开的"全国中医医院和高等中医教育工作会议"的精神，汲取了前几版教材的长处，综合了各地中医院校教学人员的意见，力求使这套新教材保持中医理论的科学性、系统性和完整性；坚持理论联系实际的原则；正确处理继承和发扬的关系；在教材内容的深、广度方面，都从本课程的性质、任务出发，注意符合教学的实际需要和具有与本门学科发展相适应的科学水平；对本学科的基础理论、基本知识和基本技能进行了较全面的阐述；同时又尽量减少了各学科间教材内容不必要的重复和某些脱节。通过全体编写人员的努力和全国中医院校的支持，新教材已陆续编写完毕。

本套教材计有医古文、中国医学史、中医基础理论、中医诊断学、中药学、方剂学、内经讲义、伤寒论讲义、金匮要略讲义、温病学、中医各家学说、中医内科学、中医外科学、中医儿科学、中医妇科学、中医眼科学、中医耳鼻喉科学、中医伤科学、针灸学、经络学、腧穴学、刺灸学、针灸治疗学、针灸医籍选、各家针灸学说、推拿学、药用植物学、中药鉴定学、中药炮制学、中药药剂学、中药化学、中药药理学等三十二门。其中除少数教材是初次编写者外，多数是在原教材，特别是在二版教材的基础上充实、修改而编写成的。所以这套新教材也包含着前几版教材编写者的劳动成果在内。

教材是培养社会主义专门人才和传授知识的重要工具，教材质量的高低直接影响到人才的培养。要提高教材的质量，必须不断地予以锤炼和修改。本套教材不可避免地还存在着一些不足之处，因而殷切地希望各地中医药教学人员和广大读者在使用中进行检验并提出宝贵意见，为进一步修订作准备，使之成为科学性更强、教学效果更好的高等中医药教学用书，以期更好地适应我国社会主义四化建设和中医事业发展的需要。

全国高等中医药教材编审委员会

一九八三年十二月

编 写 说 明

本书是根据 1982 年 10 月卫生部在南京召开的高等中医院校中医药教材编审会议的决定,由卫生部组织有关中医学院编写的教材,供全国中医学院五年制中医专业用。

根据中医学院的培养目标,本教材内容以中医为主,着重反映祖国医学在耳鼻咽喉口齿学科方面的理论以及中医对耳鼻咽喉口齿科常见疾病的辨证施治原则。

中医耳鼻咽喉口齿科有悠久的历史,有丰富的理论与经验,但这些文献资料比较分散,完整系统的专著比较少,因此,本教材在对文献的收集整理方面做了较多的工作,并在中医学院试用教材重订本《中医喉科学讲义》(1964 年)和全国高等医药院校试用教材《中医耳鼻喉科学》(1980 年)的基础上进行充实、提高,使之成为贯穿中医基本理论,结合耳鼻咽喉口齿的生理、病理、症状、治疗等特点,比较有系统性、理论性、实践性的教材,具有中医理法方药、辨证施治的特色。

本教材共分八部分。第一部分对祖国医学耳鼻咽喉口齿科发展史作一简要介绍;第二、三、四、五部分,为本教材之重点,分别论述耳、鼻、咽喉、口齿科的常见疾病;第六部分论述耳鼻咽喉口齿科常见肿瘤;第七部分简要介绍有关耳鼻咽喉口齿的检查及常用治疗手术,作为本教材之附篇。本教材引用的方剂,按方名首字笔画为序,将其方药组成,列于书末,为本书第八部分。

本教材第二至五部分,各部分的开头分别概述耳鼻咽喉口齿与脏腑经络的关系、耳鼻咽喉口齿病的病因病理、辨证要点和内外治法,系本书的纲领,以便执简驭繁,掌握耳鼻咽喉口齿疾病的辨证施治原则,然后分述耳鼻咽喉口齿常见疾病。一般采用中医原有病名或按中医传统进行命名,概述中提出西医有关病名,可作参考。各病内分病因病理、诊断要点、辩证施治(主证、证候分析、治疗)、护理及预防、参考资料等项。

本教材在主编的主持下,由编审小组成员分工负责编审。除此,曾邀请湖南中医学院谭敬书、江西中医学院张书筠、黑龙江中医学院王圣云、云南中医学院吕文仙、福建中医学院汪小慧、安徽中医学院刘益群、甘肃中医学院华良才、浙江中医学院朱祥成、广州中医学院王士贞等同志参加审稿或定稿会议,河南中医学院王永钦、广州中医学院刘森平、南京中医学院严道南等同志也参加审定稿会议的工作,顺此致谢。

希望各院校在使用本教材过程中不断总结经验,提出宝贵意见,以便进一步修订提高。

《中医耳鼻喉科学》编审小组

一九八四年三月

目　录

1. 概　论

中医耳鼻咽喉口齿科简史

　　祖国医学起源于远古时代,在距今约 50 万年以前,我们的祖先在生活和生产实践的过程中,就有原始的医疗活动。

　　夏商时代(约公元前 21 世纪～前 1066 年),我国从原始社会逐步进入奴隶社会,随着社会生产力的提高,科学文化和医药方面都有所发展。人们对耳、鼻、口、齿、舌、喉等病已有初步的认识。例如甲骨文中的"𱥿"字,表示牙齿上的窟窿,即后世所称之龋齿病。又如"𱥾"病,即是鼻病的意思。在卜辞中还载有"贞旨自病"(自者鼻也)、"贞病耳"、"贞病舌"、"贞病口"等。

　　西周(约公元前 1066 年～前 771 年),我国从奴隶社会进入封建社会,随着社会经济的变动,在医学方面也有很大的进步。人们通过对疾病的长期观察,进一步认识到疾病与自然环境和气候的异常变化有关。例如《礼记·月令》记载:"季秋行夏令,则其国大水,冬藏殃败,民多鼽嚏。"《左传》说:"耳不听五声为聋。"这是关于耳聋的最早定义。《山海经》里载有元龟、白鹅等多种预防和治疗耳病、喉病的药物。据《史记·扁鹊仓公列传》记载:"扁鹊过雒阳,闻周人爱老人,即为耳、目、痹医。"可说是我国最早的五官科医生。

　　随着医疗活动的不断增多,防病治病的经验逐渐积累,对于疾病的认识日益加深。因此,到春秋战国时代(公元前 770 年～前 221 年),出现了医学的专著——《黄帝内经》,它是我国现存的第一部医学专著,奠定了祖国医学的理论基础,其中关于耳鼻咽喉口齿学科的论述也是极为丰富的。例如《灵枢·忧恚无言》说:"咽喉者,水谷之道也;喉咙者,气之所以上下者也;会厌者,音声之户也;口唇者,音声之扇也;舌者,音声之机也;悬雍垂者,音声之关也。"《素问·上古天真论》说:"女子七岁肾气盛,齿更发长……三七肾气平均,故真牙生而长极。""丈夫八岁肾气实,发长齿更……五八肾气衰,发堕齿槁……八八则齿发去。"《内经》不但对耳鼻咽喉口齿的生理功能做了概括,更重要的是《内经》从整体观出发,认识耳鼻咽喉口齿并不是孤立的器官,而是与五脏有密切的关系,即认为耳、鼻、口、舌为苗窍,受五脏所主宰,如《素问·阴阳应象大论》说"心主舌……在窍为舌","脾主口……在窍为口","肺主鼻……在窍为鼻","肾主耳……在窍为耳"。《灵枢·脉度》又说"心气通于舌,心和则舌能知五味","肺气通于鼻,肺和则鼻能知香臭矣"等。

　　《内经》对手耳鼻咽喉口齿疾病的病因病理,也有不少论述。如《素问·气厥论》说:"胆移热于脑,则辛颊鼻渊;鼻渊者,浊涕下不止也,传为衄衊瞑目。"《灵枢·决气》说:"精脱者,耳聋。"《灵枢·口问》说:"上气不足,脑为之不满,耳为之苦鸣,头为之苦倾,目为之眩。"《素问·阴阳别论》说:"一阴一阳结,谓之喉痹。"

　　《内经》论及耳鼻咽喉口齿科疾病及症状的有耳聋、耳鸣、耳中有脓、耵聍、鼽嚏、鼻衄、鼻渊、喉痹、喉塞、猛疽、瘖、口糜、口疮、齿痛、龋齿等三十多种。

《内经》的有关论述,为耳鼻咽喉口齿学科的发展奠定了理论基础。

《难经》在《内经》的基础上又有所发展,尤其对口齿、咽喉等的解剖作进一步的补充。如《难经·四十二难》说"口广二寸半,唇至齿长九分,齿以后至会厌深三寸半,大容五合,舌重十两,长七寸,广二寸半","咽门重十两,广二寸半,至胃长一尺六寸","喉咙重十二两,广二寸,长一尺二寸,九节"。

秦汉时代(公元前221～公元220年)我国医学进一步向前发展。医学分为九科,其中有口齿科,咽喉科也包括在内。《淮南子·记论训》中曾经提到对喉病手术的意见:"喉中有病,无害于息,不可凿也",这是经过实践总结的经验。《神农本草经》是这个时代的名著之一,也是我国现存第一部药学专书,它汇集远古至汉代以前的药物知识,载药365种,其中论及治疗耳鼻咽喉口齿疾病的药物53种,这些药物大多数沿用至今。

据文献记载,汉代名医华佗曾用大蒜汁治愈咽部重患的病人。

张仲景著《伤寒杂病论》,创立了比较系统的理、法、方、药辨证施治方法,对耳鼻咽喉口齿科疾病的治疗也有很大的影响。例如《伤寒论》对于伤寒少阴咽喉痛进行辨证施治,运用猪肤汤、甘草汤、桔梗汤、苦酒汤、半夏散及汤等不同方药治疗不同症状咽喉病,确有成效,故成为后人治疗咽喉诸病的常用方法。《金匮要略》最先描述"妇人咽中如有炙脔"一症,即后世所称梅核气,用半夏厚朴汤治疗也是运用至今。又如《金匮要略》中有用皂荚末吹入鼻内及用韭汁滴入鼻内以抢救危重病人的方法,可说是吹鼻法及滴鼻法的最早记载。除此,还载有以雄黄、葶苈治齲齿的方法。据文献所传,张仲景著有《口齿论》一卷,可惜已亡佚。

东晋(公元317年～420年)葛洪所撰《肘后备急方》,收集记载不少简便验的救急方药,首次记载耳道异物、气道异物和食道异物等病的处理方法,例如用韭菜取食道鱼骨刺。

晋代皇甫谧著《针灸甲乙经》,对于耳鼻咽喉口齿疾病的针灸疗法也有不少记述。

隋代(公元581年～618年)巢元方等人所撰《诸病源候论》,是我国现存第一部病因病理专著,它除了发展了病因病理学外,更丰富了不少病种。其中对于耳鼻咽喉口齿疾病,设有专卷论述,列症69候,还有不少疾病散见其他各卷中,全书论及耳鼻咽喉口齿疾病有130多候。并注意到小儿的生理特点,把小儿耳鼻咽喉口齿疾病作了专卷论述。此书对于疾病的观察比较详细。例如对于脓耳治疗不当,可以引起危重的并发症(即后人所称之"黄耳伤寒"),在"耳中疼痛候"中说:"凡耳中策策痛者,皆是风入于肾之经,不治流入肾,则卒变脊强背直,成痉也,若因痛而肿生痈疖,脓溃邪气歇,则不成痉,所以然者,足少阴为肾之经,宗脉之所聚,其气通于耳,上焦有风邪,入于头脑,流至耳内,与气相击,故耳中痛,耳为肾候,其气相通,肾候腰脊,主骨髓,故邪流入肾,脊强背直。"

唐代(公元618年～907年)的社会经济比较发达,医药也跟随着发展。公元624年,唐政府设立"太医署",可算是世界上最早的高等医科学校,它是培养医学人才的机构,又是医疗单位。太医署设立五种医学专科,其中就有耳目口齿科,学生学习四年。可见这时耳鼻咽喉口齿科已初具规模,开始形成一个独立的专科,这在祖国医学耳鼻咽喉口齿科的发展史上是一件大事。

唐代的医学名家辈出。著名医家孙思邈著有《千金要方》、《千金翼方》,将鼻、口、舌、唇、齿、喉、耳病归为七窍病,收集治法甚多,列方291首,灸法14首。此外,还列有通九窍药品、衄血药品、耳聋药品、口舌干燥药品、坚齿药品、口疮药品等。治疗方面,除了内治之外,更广泛地采用药物外治、手术、针灸、砭法、导引及食疗等。烧灼治疗咽喉病的方法,就是首载于

《千金翼方》。

王焘所编《外台秘要》，其内容则更为丰富多彩，所载治疗耳鼻咽喉口齿疾病药方不下400 首。如"升麻揩齿方：每朝杨柳枝咬头软，点取药，揩齿，香而光洁"。现代的牙膏、牙刷，正是在这个基础上发展起来的。

隋代已采用拔牙手术，至唐代政府所编的《新修本草》上载有用汞合金镶牙补牙的方法（引自《本草纲目》），兔唇修补术也在这个时期被采用。另据文献记载，唐代邵英俊著有《口齿论》和《排玉集》（即《口齿方》），但已佚失。可见唐代耳目口齿科，尤其口齿方面取得很大成绩。

宋代（公元 960 年～1279 年）的医学分科有口齿兼咽喉科。由政府所编《太平圣惠方》、《圣济总录》、《太平惠民和剂局方》等，对耳鼻咽喉口齿疾病均有论述，内容也十分丰富。其中《太平圣惠方》有耳鼻咽喉口齿科内容四卷，《圣济总录》有耳鼻咽喉口齿科内容达 12 卷，基本上已成为一部专科专著。

宋代陈无择《三因极一病证方论》，对于耳鼻咽喉口齿疾病发生的内外因素也有详尽的论述，较之前人也有较大的进步。《苏沈良方》是继《难经》之后，又一篇对咽喉解剖学的精确文献。据《梦溪笔谈》说："世人以竹木牙骨之类为叫子，置人喉中，吹之能作人言，谓之颡叫子。尝有病瘖者，为人所苦，烦冤无以自言，听讼者试取叫子，令颡作声，如傀儡子，粗能辨其一二，其冤获申。"可见 11 世纪，我国就有了人工喉问世。

金元时代（公元 1115 年～1368 年），医学学术自由争鸣，医学理论及临床实践均有所前进。口齿科与咽喉科分开，说明其分科更精细。这个时期，有刘完素为首的火热论派，有张从正为代表的攻下派，有李东垣为代表的脾胃论派，有朱丹溪为代表的养阴派，这些学派在耳鼻咽喉口齿学科上是有所影响的，对某些疾病的描述及治疗更为详尽。例如张从正《儒门事亲》首先报道用纸卷成筒，放入口内，再用筷子缚小钩，把误吞的铜钱取出，这是内腔镜钳取异物的原始方法。《丹溪心法》描述眩晕一症，"眩者，言其黑运转旋，其状目闭眼暗，身转耳鸣，如立舟车之上，起则欲倒"，与现今的美尼尔氏病相似。李东垣的益气升阳一法，给耳鼻咽喉口齿的内治法开辟了一个广阔的途径，朱丹溪的养阴手法至今在耳鼻咽喉口齿科领域里也占有重要的位置。

窦材所辑《扁鹊心书》及窦汉卿《疮疡全书》，有用切开排脓的方法治疗咽喉脓肿及牙痛的记载。《洪氏集验方》有应用压迫颈外动脉以止鼻衄的报道。《世医得效方》在耳鼻咽喉口齿科方面也添了新的光彩，在第十七卷口齿咽喉病篇中，把过去的理论、效方作了一次删芜存精的大整理，并把《儒门事亲》首创的"喉风八症"补充为"喉风十八症"，这对后世关于喉风的分类有很大的影响。所有这些都大大地丰富了祖国医学耳鼻咽喉口齿学科领域里的内容。

明代（公元 1368～1644 年）由于手工业、商业有较大的进展，对外贸易发达，促进了中外医学的交流，耳鼻咽喉口齿科在此期间也有不少新的成果。明初《普济方》中"身形"一集共四十三卷，其中耳鼻咽喉口齿科便占十八卷之多。不少耳鼻咽喉口齿科疾病，在此时期首次论及，如《解围元薮》是喉麻风的第一篇论著，《红炉点雪》首论喉结核，《景岳全书》首载咽喉的梅毒及瘟疫病。此时治病的经验不断丰富，治疗方法越来越多。如陈实功《外科正宗》载有鼻息肉摘除手术，其法"用细铜箸二根，箸头钻一小孔，用丝线穿孔内，二箸相离五分许，以二箸头直入鼻痔根上，将箸线绞紧，向下一拔，其痔自然拔落。"现代采用的鼻息肉摘除术，实际上是在这个基础上加以改进完善的。又如对咽部及食道的异物（如铁针刺入）使用乱麻团以线系之，吞入咽中，针刺入麻，徐徐牵出。

曹士衍《保生秘要》，详细论述导引、运功治病之法，对于耳鼻咽喉口齿疾病的导引法也搜集甚多，其中如治耳重（即耳内胀塞），"定息以坐，塞兑，咬紧牙关，以脾肠二指捏紧鼻孔，睁二目。使气串耳通窍内，觉哄哄然有声，行之二三日通窍为度"。此即今之耳咽管自行吹张法。又如《景岳全书》载："凡耳窍或损或塞，或震伤，以致暴聋，或鸣不止者，即宜以手中指于耳窍中轻轻按捺，随捺随放，随放随捺。或轻轻摇动，以引其气，捺之数次，其气必至，气至则窍自通矣，凡值此者，若不速为导引，恐因而渐闭，而竟致不开。"此即鼓膜按摩术，至今仍有实用意义。杨继洲《针灸大成》一书，对于耳鼻咽喉口齿诸病的治疗，从取穴较多而减少至每证只用三四穴。

李时珍《本草纲目》是搜罗 1 892 种药物的伟大本草学著作，对耳鼻咽喉口齿科的贡献也不少，其中有 856 种单味药用来直接治疗本科各病，内服药的方剂用药还不计在内。

薛己《口齿类要》一书，论述喉舌口齿诸病，是传至今日的咽喉口齿科专书中较早的一本，其中附有验案多则。

王肯堂《证治准绳》中列有耳病、鼻病、咽喉病、口病、齿病、唇病等七类，说明其分科辨证施治更为细致。

清代（公元 1644 年～1911 年）的医事制度，又分九科，咽喉与口齿再度合并，故《杂病源流犀烛》中说："言咽喉则牙舌即多包于内。"至于民间的实际情况，则咽喉大多独立成科，称喉科，口齿科在正规分科中已迹近消失，凡一般口腔粘膜病大多属于内科或儿科，化脓性和牙周疾病的属外科，至于牙体疾病，则另有草泽铃医来担任，无形中把牙医已排除在正统医学之外，吴谦等人编著《医宗金鉴》，整理古人及前人的医疗经验，内容丰富，其书用歌诀的形式表达，便于传记。其中载有耳鼻咽喉口齿唇舌的疾病约 50 余种，并附有绘图，便于明了患病的部位，还初次出现了耳痔、耳挺、耳蕈等病的记载。除此，在清代的不少医书中，对于脓耳的分类及辨证也更为详尽，说明当时对于耳部疾患有了更进一步的认识。

据不完全统计，从乾隆十二年（公元 1744 年）到光绪二十八年（公元 1902 年）中，白喉、烂喉痧等疫喉先后四次大流行，1744～1773 年开始零星发现，1785 年第一次大流行，1830～1840 年第二次大流行，1856 年第三次大流行，1901～1902 年第四次大流行，对人民生命危害极大，促进医家们对喉病进行研究和防治，积累了不少经验，因此此时喉科有较快的发展，专书陆续问世，如《喉科指掌》、《尤氏喉科秘书》、《咽喉经验秘传》、《重楼玉钥》、《经验喉科紫珍集》等不下 40 多种，其中《重楼玉钥》首先提出用养阴清肺汤治疗白喉，对于抢救白喉病人起到较好的效果。除此有专论疫喉的，如《喉白阐微》、《疫痧草》、《白喉全生集》、《白喉治法忌表抉微》、《痧喉正义》、《白喉条辨》等 30 多种。因为经过反复的临床验证，至此对疫喉有了比较完善的治法。

鸦片战争之后，打开了中国闭关自守的大门，西方医学传了进来，中医事业却备受摧残，以至奄奄一息，中医耳鼻咽喉口齿科也不例外。

新中国成立之后，党和政府十分重视人民卫生和中医事业的发展，制订了一系列中医政策。继中医研究院成立之后，1956 年以后，全国大部分省市相继开办了中医学院，培养高等中医中药人才。中医学院内设立五官科教研组，讲授中医耳鼻咽喉口齿科专业知识。中医学院先后编写和修订出版了《中医喉科讲义》、《五官科学》、《中医耳鼻喉科学》等教材，对继承和整理祖国医药遗产关于耳鼻咽喉口齿唇舌的内容起了积极的作用。卫生部先后在广州、上海、南京中医学院举办全国中医耳鼻喉科师资班,提高中医学院中医耳鼻喉科的师资水平。与此同时,各省、市也不定期开办中医耳鼻咽喉口齿科培训班,培养和壮大本省、本地区的师资、医疗力量。

在党的中医政策指引下,中医耳鼻咽喉口齿科新生力量不断成长,西医耳鼻咽喉口腔科工作者也在学习中医。广大耳鼻咽喉口齿科人员,运用中西医两套理论知识和诊疗技术,防治本科疾病,取得不少新的成果,中西医结合使耳鼻咽喉口齿科的发展出现了广阔的前景。

2. 耳　科

2.1　耳科概述

耳司听觉,主平衡。耳位于头面部,是清阳之气上通之处,属"清窍"之一,它虽是局部器官,但不能离开整体而孤立地发生作用。《灵枢·口问》说:"耳者宗脉之所聚。"由于全身各大脉络聚会于耳,使耳与全身各部及脏腑发生密切的联系,脏腑的生理功能和病理变化,常循经脉反映于耳;相反,耳发生病变,亦循经脉波及所属脏腑。因此,在临床辨证治疗上要树立整体观念。

2.1.1　耳与脏腑经络的关系

脏腑是人体生理功能、病理变化的活动基础,经络是人体气血运行、脏腑肢节的联系、上下表里沟通之通路。二者互相配合以行气血,调阴阳,把人体的五脏六腑、四肢百骸、五官九窍、皮肉筋脉联结成为一个整体。由于脏腑不同的生理功能,经络循行不同的途径,使耳与不同脏腑发生不同程度的关系,在耳的生理功能和病理变化中,与肾、心、胆、肝、脾等脏腑关系较为密切。

肾　耳为肾之外窍,耳的生理功能是由肾所主持,《素问·阴阳应象大论》说:"肾主耳……在窍为耳。"《灵枢·五阅五使》又说:"耳者肾之官也。"指出了耳与肾的关系。肾为藏精之脏,受五脏六腑之精而藏之。精气充沛,上通于耳窍,则听力聪敏。正如《灵枢·脉度》指出:"肾气通于耳,肾和则能闻五音矣。"若肾脏失职,精气亏损,则如《济生方·耳门》所说:"肾气不平,则耳为受病也。"例如临床上所见,头晕、耳鸣,多因肾精亏损、脑髓不足所致。《灵枢·海论》指出:"髓海不足,则脑转耳鸣。"某些耳的疾患,由于外邪所犯,引起肾脏发生病变所致,故《诸病源候论》卷二十九说:"凡耳中策策痛者,皆是风入于肾之经也。"往往通过观察耳的色泽形态来诊察肾的病变,在《医学心悟》首卷说:"察耳之枯润,知肾之强弱。"可见肾与耳在生理和病理上是密切相互联系。

心　《素问·金匮真言论》说:"南方赤色,入通于心、开窍于耳。"《素问·缪刺论》指出:"手少阴之脉络于耳中。"在《医贯》卷五又有"心为耳窍之客。"《证治准绳·杂病》又说:"心在窍为舌,以舌非孔窍,因寄窍于耳,则是肾为耳窍之主,心为耳窍之客。"又谓:"耳属二脏之窍也。"二脏者心与肾也,心火、肾水相互调和,则"清净精明之气上走空窍,耳受之而听斯聪矣"。这都说明心与耳的生理关系。若忧愁思虑则伤心,心虚血耗,必致耳聋耳鸣,心肾不交,皆能使听闻之乱。

肝　肝气通于耳,故肝受损,气上逆而冲两耳,多种耳病,常由于肝脏失调所引起。《素问·脏气法时论》说:"肝病者……虚则目䀮䀮无所见,耳无所闻。"又说:"气逆则头痛,耳聋不聪。"《素问·六元正纪大论》亦说:"木郁之发……甚则耳鸣眩转。"指出了肝与耳病理变化的关系。

胆　胆附于肝,互为表里,经脉相互络属,其生理、病理变化,关系非常紧密,胆足少阳之脉,其支者从耳后入耳中出走耳前。肝胆主升发,喜条达,若肝胆失调,胆经有热,易上逆于耳而为病。在《医学心悟·伤寒六经见证法》说："足少阳胆经,上络于耳,邪在少阳,则耳聋也。"

脾　脾主运化水谷精微及运化水湿,脾的功能正常,则耳得濡养而健旺,《素问·玉机真脏论》说："脾为孤脏……其不及则令九窍不通。"说明了脾与耳的病理关系。若脾气虚,不能化生气血上奉于耳,则耳的功能失常而易为病;若脾受伤,湿困于脾,则清阳不升,浊阴不降,蒙蔽耳窍,以致耳部发生病变。

此外,耳与肺亦有一定关系,《温热经纬·外感温热篇》说："温邪上受,首先犯肺。"《素问·气交变大论》有"肺金受邪……嗌燥,耳聋"的记述。在临床上耳病初起,往往出现邪在表的肺经症状。

耳为宗脉之所聚。《灵枢·邪气脏腑病形》说："十二经脉,三百六十五络,其气血皆上于面而走空窍……其别气走于耳而为听。"其中直接循行于耳的经脉有:

足少阳胆经、手少阳三焦经,均从耳后入耳中,走耳前。

足阳明胃经,从颊车上耳前。

手太阳小肠经,由目锐眦入耳中。

足太阳膀胱经,从巅至耳上角。

耳通过经脉与脏腑和全身广泛地联系,因此有将耳壳分区分别隶属于人体各部,并以此作为诊断疾病和治疗疾病的依据。

2.1.2　耳病的病因病理概述

耳的疾病是由于致病邪毒侵犯,使机体正常生理功能失调,发生病理变化而致的。当机体正气旺盛,邪气便不易侵犯而发生病,故《素问·遗篇·刺法论》说："正气存内,邪不可干。"若正气虚,邪气乘虚而入,才会发生疾病,故《素问·评热病论》说："邪之所凑,其气必虚。"因此,耳病的发生是正邪斗争的反映,是五脏六腑功能失调的结果。在耳病中,致病之外邪多见于风、热、湿邪;脏腑功能失调,多为肝、肾、心、脾等。不同病邪,不同脏腑病变,就产生了不同病理变化和病证,兹归纳分述于下:

1. 邪毒外犯　耳为清空之窍,外邪侵犯,易致滞留而为病。所犯外邪,多为风热之邪,常因肝胆二经失健,邪毒得以乘机直犯耳窍,结聚不散,遂致气血凝滞而成病。证见耳痒、耳内胀闷、堵塞感、耳微痛、耳鸣、耳聋等。

2. 肝胆湿热　胆经经脉络于肝,胆附于肝,互为表里,二经病变相互影响。肝喜舒畅条达,若疏泄失常,郁而化热;胆性刚强,邪犯及胆,其病变多为火热上灼。当外邪侵犯耳窍,湿热邪毒壅盛传里,犯及肝胆,肝胆湿热,循经搏结于耳窍。内外湿热熏蒸,以致气血凝滞,经络阻塞,肌膜内腐,证见憎寒壮热、耳红肿剧痛、流脓;若湿热偏盛,则脓多色黄;若火毒炽盛,灼蚀耳后完骨,可有耳根红肿痛,甚则穿溃流脓。

3. 邪犯心经　热毒壅盛,久困于里,内犯心经,心火炽热,上侵脑髓,火炼津液,结为痰火,痰火内扰,扰乱心神,证见耳脓增多、疼痛加剧、高热、烦躁、心悸、神昏谵语、颈项强、昏睡等症。

4. 肾脏亏损　肾藏精,主一身精气,若精气损耗,耳失滋养,功能不健,易为邪毒滞留引起耳病。可出现肾阴虚和肾阳虚的病理变化,肾阴虚,则阴精亏损,无以制火,虚火上炎于耳窍;肾阳虚,则阳气虚弱,温煦生化功能不足。寒湿停聚,上泛耳窍,均可出现耳聋、耳鸣、眩晕、耳胀、耳痛、流脓等。

心气亦通于耳,心火肾水互为作用,相互制约,若心肾虚损,水火不济,则心肾不交,可致耳聋、耳鸣等。

肝与耳有一定关系,"肝肾同源",肾精亏损,则肝血亦亏,故肾虚而致的耳病,往往亦兼有肝阴虚损肝阳上亢。

5. **脾虚湿困**　脾为后天之本,脾气虚弱,气血生化之源不足,则耳功能虚弱。邪毒得以滞留。同时脾虚生湿,湿困于脾。阳气不升,湿浊邪毒停聚耳窍而为病。出现耳内流脓或耳部皮肤湿烂,或耳鸣耳聋,眩晕泛恶等症。

若脾肾二虚,邪毒滞留,聚而化火,脾虚生湿,火与湿结,久蒸耳窍,肾主骨,肾虚则骨质易为邪所侵蚀,出现邪毒上犯于脑的重证。

2.1.3　耳病的辨证要点

耳病的辨证是以望、闻、问、切四诊,就全身和耳的局部症状结合起来,在八纲辨证和脏腑辨证的基础上进行综合分析,本节将耳病常见的几个主要症状分述于下:

1. **辨耳痛**

（1）耳痛初起,痛势较轻,耳内堵塞感,耳膜微红,听力减退,多属风热,邪尚在表。

（2）耳病已久,耳内微痛不适或胀塞感,或兼耳鸣重听,无流脓病史者,多为肝肾不足或脾气虚弱,正不胜邪,邪留耳窍之证。若耳痛轻,有流脓,耳膜穿孔,听力下降,多为脾气虚,兼有湿浊停聚。

（3）耳内深部疼痛较剧,呈跳痛或钻痛,甚至影响患侧头面部,并有发热,多为肝胆火炽,湿热壅盛酿脓之证。

（4）耳痛加剧,耳脓骤然增多或减少,头痛剧烈,壮热,呕吐,甚或神昏谵语,此为火毒内攻,邪犯心包之重证。

（5）耳部疼痛,牵引耳壳或压迫耳屏时疼痛更甚,多为火热邪毒,上攻耳道作肿成脓。

2. **辨耳脓**

（1）新病耳脓稠黄,多为肝胆火热上蒸耳窍,灼腐肌膜。黄而量多者,多属湿热熏蒸。脓中夹血者,多为肝经火热,热伤血分。

（2）久病脓液清稀而量多,或牵丝如胶者,多为脾虚有湿。如脓液清稀而量不多者,多为肾虚,虚火上炎。

（3）脓液中有豆腐渣样物,带有臭味,多为肾元亏虚,湿热邪毒滞留,蒸灼肌膜,蚀及骨质,属正虚邪实之证。

3. **辨耳鸣、耳聋**

（1）耳鸣暴发,声音大,听力下降,多为肝胆之火上逆,或痰火郁结上扰清窍。

（2）耳鸣渐发,声音细,听力逐渐下降,多为肝肾阴虚,虚火上炎,或气血亏耗,耳失濡养。

（3）耳鸣如蝉鸣者,多属肝肾或心肾虚损,气血不足之证;耳鸣如潮声、风声者,多属肝胆热盛,邪气壅阻耳窍之证。

（4）暴聋多以风、热、湿邪壅塞耳窍或有耵聍、异物堵塞;渐聋多以肝、肾、脾等脏腑虚损为主。

（5）年老听力不灵,无流脓史,多为肝肾两亏,气血不足,不能上荣所致。

（6）因耳内流脓而致耳鸣、耳聋者,以脓液的辨证为主。

4.辨眩晕

眩晕的原因很多,这里只略述由耳病引起的眩晕的辨证。耳病眩晕发作时,患者多首先一侧耳鸣或耳聋,继而感天旋地转,身体有向一侧倾倒的感觉,并有恶心呕吐、眼球震颤等症状。

(1)眩晕伴有头痛,耳痛胀闷感,口苦咽干,多属肝阳上亢之证。

(2)眩晕伴有头重、头胀、低音调耳鸣、胸闷、倦怠,多属痰湿壅阻之证。

(3)经常头晕耳鸣,听力差,遇劳或体位改变突发眩晕,或有心悸少气者,多属气血不足脾气虚损之证。

(4)时常眩晕,眼前黑花,并有高音调耳鸣,听力下降,记忆力差,腰痠膝软,属肾精亏损之证。

(5)眩晕伴有耳流脓,如为新病,多为肝胆火热蒸灼清窍;如为旧病,多为脾肾虚弱、湿邪内困。

2.1.4　耳病的治疗概要

耳病的治疗方法很多,有内治、外治、针灸、导引等等。各种治法应从临床辨证的结果,有选择性地互相配合使用,才能取得较好疗效。本节介绍几种常见治法。

1.内治法

(1)疏风清热:用于风热之邪侵犯耳窍,或风寒化热而致耳病,证见耳微胀痛,堵塞感,听力减退,或有恶寒发热,头痛,舌苔薄白,脉浮等。病属初起,邪在肌表,宜用本法,以辛凉解表药物,使邪从表解,常用方剂如银翘散、桑菊饮,药物如荆芥、桑叶、菊花、金银花、夏枯草等。本法常配合通窍药物。

(2)泻火解毒:用于邪毒传里,里热壅盛,耳部疼痛较剧,耳膜充血,或有流脓,兼有高热,头痛,口干,舌质红,脉数有力等症。本法以寒凉泻火药物,清泻内壅之热,若以肝胆火热为主者,宜清肝泻火,常用方剂如龙胆泻肝汤,药物如黄芩、栀子、黄连、龙胆草、金银花、连翘、蒲公英、地丁等。若以热毒为主,致生疖肿,宜以清热解毒,用五味消毒饮,药物如金银花、连翘、野菊、地丁、黄连、栀子等。若邪犯心经,心火炽盛,宜清营凉血,方剂如清瘟败毒散,药物如犀角、丹皮、生地、玄参、莲子心等。若热入心包,扰乱神明,宜配合紫雪丹、安宫牛黄丸等。

(3)利水渗湿:用于湿浊内停,耳部流脓或耳膜后有渗出液之证,本法多配合其他各法使用,常用药物如茯苓、泽泻、车前子、地肤子、通草、薏苡仁等。如湿与热并重,加入清热药如黄芩、金银花、苦参等。湿邪停聚之证,多伴气滞,宜配入行气通窍药如石菖蒲、陈皮、藿香等。脾虚湿困者,宜健脾渗湿,方如参苓白术散。

(4)补肾填精:用于肾精亏损而致耳鸣、耳聋、眩晕、耳闭、脓耳日久等症。若为肾阴亏损,可用味甘微寒的滋阴药物以补肾养阴,常用方剂如六味地黄汤、左归丸,药物如女贞子、旱莲草、熟地、龟板、鳖甲等。若虚火上炎为重,宜配合润燥降火药,方剂如知柏地黄丸,药物如知母、天花粉、天冬、石斛等。若肝肾阴虚,肝阳偏盛,宜用杞菊地黄丸加钩藤、石决明,以育阴潜阳平肝。

若证见肾阳虚衰,耳鸣、耳聋、眩晕、形寒怕冷、腰膝痠软等,应以温补肾阳,散寒通窍,可用附桂八味丸、右归丸,药物如附子、肉桂、补骨脂、锁阳、淫羊藿等。

(5)散瘀排脓:用于瘀滞有脓之证。若热毒壅盛,瘀滞有脓者,宜散瘀排脓,清热解毒,常用方如仙方活命饮,药物如白芷、桔梗、天花粉、薏苡仁、穿山甲、皂角刺等。若为瘀滞有脓正气不足,流脓日久者,宜散瘀排脓,配合补益气血,以扶助正气,托毒外出,常用方如托里消毒散,若脓耳邪毒腐蚀骨质,宜配合活血去瘀、祛腐生新之品,如桃仁、红花、五灵脂、乳香、没药之类。

(6)行气通窍:用于邪毒壅阻窍内,出现气血凝滞,耳窍闭塞等证,宜用行气通窍、辛散辟邪的方法,常用方如通气散,药物如藿香、石菖蒲、青皮、香附、路路通等。在临床上,本法常配合其他方法使用。

2. 外治法

(1)清洁法:用于流脓或糜烂的耳病,用清热解毒收敛的中草药,煎水洗涤患处,以清洁外耳或耳道的脓液和痂块,药物如用如意花叶煎水或板蓝根煎水,或稀白醋等。

(2)滴耳法:用于耳痛、耳内流脓者,可用清热解毒,收敛去湿,辟邪止痛的药液滴入耳内,如黄连滴耳液、鱼腥草液、七叶一枝花酒精液等。

(3)吹药法:用于脓耳、耳疮等,用纸筒或喷粉器,将药散少许吹入耳内,以达到清热解毒、收敛干水目的,常用的有烂耳散、耳灵散、冰硼散等,每天吹 3～4 次,每次少许,吹药前必须清洗耳道,以免药物堆积,妨碍脓液引流。

(4)涂敷法:用于耳道、耳壳或其周围红肿流水者,用清热解毒、除湿消肿的药物,涂敷于患部,如耳疖,用黄连膏敷,以清热解毒消肿,或用紫金锭涂,以解毒辟邪散结。旋耳疮用青黛散调敷,以清热除湿干水。对于耳蕈、耳痔,可用鸦胆子油涂敷,以腐蚀肿块。

3. 针灸疗法

针刺可用以治疗很多耳病,如耳眩晕、耳鸣、耳聋等。通过循经取穴,针刺腧穴,促使气血和调,经络通畅,以达到扶正祛邪的目的。有体针、耳针、水针及艾灸法等方法,可根据病情分别选用。

(1)体针:常用于慢性耳病,如耳聋、耳鸣,取耳门、听宫、听会、翳风、中渚、外关、足三里等穴,每次取 2～3 穴,强刺激,留针 10～20 min。脓耳日久或耳闭,取外关、行间、肾俞、听宫、天容、合谷等穴,中等度刺激。

(2)耳针:多用于治疗耳聋、耳鸣及慢性耳病,常用穴有肾、内耳、枕或在耳壳上寻找压痛点,选择 2～3 穴或压痛点,用毫针刺入,深度以刺穿软骨不透过对侧皮肤为度,留针 20～30 min。亦有用皮内埋针,将耳针直刺入内,用胶布固定于耳壳皮肤上,留针 2～4 d。

(3)穴位注射:多用于耳鸣、耳聋,选用上述耳区附近穴位 1～2 穴,根据病情,注入调补气血,滋养经络,行气祛瘀药物,如当归、川芎、红花等注射液,每穴注入 1 ml,每日或隔日 1 次。如属热性病,可注入鱼腥草液、穿心莲液等清热解毒药液。

(4)灸法:虚寒性的眩晕、耳鸣、耳聋,可艾灸百会、中脘、关元、足三里及背部俞穴等,多采用悬灸法,灸至该处皮肤潮红,烘热为度。

4. 其他疗法

按摩导引,是病者自行运动,按摩患处,静坐吐纳,以疏通经络、运行气血、舒畅筋骨、导邪外出的一种治病保健方法。

(1)咽鼓管自行吹张法:用于治疗耳闭的耳鸣、重听、耳膜内陷等。其法如《保生秘要》说:"定息以坐,塞兑,咬紧牙关,以脾肠二指捏紧鼻孔。睁二目,使气串耳通窍内,觉哄哄有声,行之二三日,窍通为度。"

（2）耳膜按摩术：用于治疗耳闭、耳膜内陷。其法如《景岳全书》卷二十七说："凡耳窍或损或塞，或震伤，以致暴聋，或鸣不止者，即宜以手中指于耳窍中轻轻按捺，随捺随放，随放随捺。或轻轻摇动，以引其气，捺之数次，其气必至，气至则窍自通矣。"

（3）"鸣天鼓"：用于预防耳聋、耳鸣。是将两手掌心紧贴两耳，两手食指、中指、无名指、小指对称横按在枕部，两中指相接触到，再将两食指翘起叠在中指上面，然后把食指从中指上用力滑下，重重地叩击脑后枕部，此时可闻宏亮清晰之声如击鼓。先左手 24 次，再右手 24 次，最后两手同时叩击 48 次。每天可以多次施行。

2.2　耳科疾病

2.2.1　耳疖、耳疮

耳疖或称耳疔，是指发生于耳道的疖肿，以局限性红肿，突起如椒目为其特征，亦称外耳道疖；耳疮则指耳道弥漫性红肿，相当于外耳道炎。两病在临床上较为常见，其病因病理大致相同，故合并论述。

【病因病理】

1. 风热邪毒外侵　多因挖耳恶习，损伤耳道，风热之邪乘机侵袭，或因污水入耳，脓耳之脓液浸渍染毒而发。《诸病源候论》卷二十九说："耳疮候……风热乘之，随脉入于耳，与血气相搏，故耳生疮。"《外科正宗》卷四亦说："浴洗水灌于耳中，亦致耳窍作痛生脓。"

2. 肝胆湿热上蒸　热毒壅盛，兼挟湿邪，引动肝胆火热循经上乘，蒸灼耳道，壅遏经脉，逆于肌肤而致耳道漫肿、赤红。

临床上，耳疖多偏于热毒，耳疮多偏于湿热，但湿热与热毒往往可兼并出现。

【诊断要点】

耳疖、耳疮都发于耳道上，耳疖者疼痛较剧烈，见耳道上局限性红肿突起如椒目或有脓头；耳疮者疼痛较轻微，局部呈弥漫性红肿，或有渗液。诊断一般不困难。

【辨证施治】

1. 风热邪毒外侵

主证　耳部灼热疼痛，张口、咀嚼或牵拉耳壳压迫耳屏时疼痛加剧。检查见耳道局限性红肿，隆起如椒目，或弥漫性红肿，表面有黄白色分泌物。

全身证见恶风发热，头痛，周身不适，舌质红，苔白，脉浮数。

证候分析：风热邪毒侵犯耳窍，伤及肌肤，阻滞经脉，气血凝聚，故耳道皮肤红赤肿胀，如椒目或粟粒样突起；耳部经脉，多连头部，故耳部疼痛，张口、咀嚼或牵扯耳壳时疼痛加剧。

治疗

（1）内治：宜疏风清热，解毒消肿，选用五味消毒饮合银翘散加减。亦可选用金银花藤、野菊花、苦地胆、羊蹄草各 30 g，水煎服，以清热解毒、消肿止痛。

（2）外治：

1）用内服中药渣再煎，取汁热敷耳部，以清热毒，行气血，消疖肿。

2）用黄连膏、紫金锭涂敷。

3）对耳前后肿大之瘰核，可用金黄膏，或紫金锭外敷。

4）疖肿已成脓者，可切开排脓，或用针挑破脓头，放出脓血后敷黄连膏。

（3）针刺疗法：肿胀疼痛时，可针刺合谷、内关、少商等穴，以疏通经脉，泄热止痛。

2. 肝胆湿热上蒸

主证　耳部疼痛较剧，痛引腮脑，耳前或耳后臀核肿大疼痛，如肿塞耳道，可出现暂时听力减退。检查耳道见局限红肿，高突如半球状，顶部可见黄色脓点，周围肌肤红赤，破后有少许脓血流出；若为耳疮，则漫肿红赤为甚，兼见黄粘渗液。

全身可有发热或寒热往来，口苦咽干，小便短黄，大便秘结，舌质红，苔黄腻，脉弦数。

证候分析：肝胆湿热上结耳道，熏灼肌肤，故局限性红肿或弥漫性肿胀为甚，疼痛较剧。肿甚堵塞耳窍，故有暂时听力减退。耳部脉络多连头面，故痛连腮部头部。若邪毒阻滞脉络，则耳前后臀核肿大疼痛；若热腐肌肉，则化脓；肝胆郁热，故发热或寒热往来，口苦咽干，舌质红，舌苔黄腻等；脉弦数也是肝热之象。

治疗

（1）内治：宜清泻肝胆，利湿消肿，选用银花解毒汤，方中金银花、地丁、连翘、川连清热解毒消肿，夏枯草、丹皮清肝泻热，赤茯苓利水渗湿消肿。肝胆湿热较盛可用龙胆泻肝汤，脓已成未破者加皂角刺、炙穿山甲，或用仙方活命饮，亦可服用牛黄解毒丸。

（2）外治：参考"风热邪毒外侵"型。

【护理及预防】

注意耳部卫生，戒除挖耳习惯，游泳前耳道口塞以涂有凡士林的棉球，如有水灌入，应耳口朝下，单足跳跃，使耳内积水倒出。患病后，睡眠时患耳应在下侧，但注意不能受到压迫。

【参考资料】

1.《疡科选粹》卷三：厥阴肝经，血虚风热，或肝经燥火风热，皆能致耳生疮，必内热痒痛，用当归川芎散、柴胡清肝散、栀子清肝汤、逍遥散选用。若寒热作痛，属肝经风热，用小柴胡汤加山栀、川芎；若内热口干，属肾经虚火，用加味地黄丸、加减八味丸；若发热焮痛，属少阳厥阴风热，用柴胡栀子散。

2.《证治准绳·疡医》卷之三：耳疮属手少阳三焦经或足厥阴肝经血虚风热，或肝经燥火风热或肾经虚火等，因若发热焮痛属少阳厥阴风热，用柴胡栀子散；若内热痒痛属耳前二经血虚，用当归川芎散；若寒热作痛属肝经风热，用小柴胡汤加山栀、川芎；若内热口干，属肾经虚火，用加味地黄丸，如不应，用加减八味丸，余当随证治之。

2.2.2　旋耳疮

旋耳疮是指旋绕耳周而发的疮疡。多发于耳前或耳后缝间，也有波及整个耳壳。以局部潮红、灼热、瘙痒、水泡、糜烂、渗液、结痂等为其主要症状。如《外科医案汇编》所说："耳后缝间皮色红裂，时出黄水津津，名为旋耳疮。"或称黄水疮、月蚀疮等，相当于外耳湿疹。

【病因病理】

1. **风热湿邪浸渍**　此病多因脓耳之脓液浸渍或邻近部位之黄水疮漫延至耳部，亦有接触某些刺激物而诱发，以致湿热邪毒积聚，引动肝胆之热循经上犯，风热与湿邪蒸灼耳部肌肤而为病。

2. **血虚生风化燥**　本证因循日久，以致脾失健运，阴血耗伤，更以渗液淋漓不干，津液损耗，导致血虚生风，风胜化燥，耳部肌肤失于滋润，兼之余邪滞留，故皮肤粗糙、皲裂、盖覆鳞屑。

【诊断要点】

本病部位在耳周，以其局部证见潮红、糜烂、渗出黄色脂水、干后结痂等，诊断并不困难。

【辨证施治】

1. 风热湿邪浸渍

主证　耳道或耳壳周围肤色潮红、灼热、瘙痒,有水泡,溃后流出黄色脂水、糜烂、黄水淋漓,干后结成黄色痂皮。揭开痂皮,则见附着于肌肤处的仍然糜烂浮腐,有脓液。由于脂水污染而使病区逐渐扩大。其中若风盛者,以奇痒为重,常于夜里为甚,影响睡眠;若湿热盛,则糜烂、灼痛、黄水淋漓为主。婴儿可有发热、烦躁、睡眠不安等症。

证候分析:风热湿邪加以肝胆火热蒸灼肌肤,故皮肤红肿、灼热、疼痛;生有水泡,破后黄水淋漓,是为湿盛之证;瘙痒不止,是为风盛之证;灼热而痛是为热盛。小儿脏腑娇嫩,形气未充,若受肝胆湿热干扰,则发热、烦躁、睡眠不安。

治疗

(1) 内治:宜清热利湿,疏风止痒,风邪偏重者,可用消风散,方中重用荆芥、防风、牛蒡子、蝉衣以祛风止痒,用苍术、苦参、木通以理湿;石膏、知母清热泻火;生地凉血清营;当归、胡麻仁养血润燥。若湿重者可选用萆薢渗湿汤,方中萆薢、薏苡仁、滑石、通草、泽泻、赤茯苓利水渗湿;黄柏清热利湿祛风;丹皮清热凉血。若湿热壅盛者,宜清热解毒祛湿,可用龙胆泻肝汤,选加金银花、菊花、蒲公英、黄柏、苦参以加强清热除湿的作用。

(2) 外治:

1) 保持患部清洁。有干痂者,可选用清热解毒,除湿止痒的药物,如花椒叶、桉树叶、桃叶等,适量煎水外洗;或用菊花、蒲公英各60 g,煎水,微温外洗患部并湿敷。

2) 黄水淋漓者,可用柏石散、青黛散调敷,以清热除湿。

3) 红肿焮痛、瘙痒、出水者,可用三黄洗剂或25％黄连油混悬液外搽,以清热解毒,除湿止痒。

4) 有脓痂者,可用黄连粉撒布或涂黄连膏,以清热解毒。

2. 血虚生风化燥

主证　大多病程较长,反复发作,耳道、耳壳及周围之皮肤增厚、粗糙、皲裂、上覆痂皮或鳞屑,一般仅有痒感而少疼痛,抓搔之后,有小血点,但很快结成血痂。全身可伴有面色萎黄,饮食减少,身倦乏力,舌质淡,苔白,脉细缓等。

证候分析:耳窍失于滋养,复为余邪所困,湿热之邪停聚,伤及肌肤,以致皮肤增厚,粗糙,久则血虚生风化燥,故皲裂,作痒;由于脾气不足,不能健运,故纳少,体倦乏力,面黄,舌质淡,脉细缓。

治疗

(1) 内治:宜养血息风润燥,用地黄饮,取熟地、当归、首乌养血,生地、丹皮、玄参、红花凉血活血,白蒺藜、僵蚕祛风,甘草调和诸药。全方以治血为主,而达到治风目的,正所谓"治风先治血,血行风自灭"。或用参苓白术散合四物汤加减,以健脾养血滋阴,痒甚者加蝉衣、地肤子、苦参等。或用八珍汤选加薏苡仁,陈皮、砂仁、蝉衣等以健脾祛风止痒。

(2) 外治:

1) 用紫连膏、碧玉散或三石散外搽,以滋润肌肤,解毒祛湿。

2) 用黄瓜藤烧炭存性,香油调搽,或穿粉散香油调搽,或紫草茸油外搽,以滋润肌肤。

3) 耳后缝间开裂者,用黄连膏纱布上撒以生肌散敷贴患处,每天换药1次至愈为止。

【护理及预防】

（1）注意耳部卫生，凡患处湿重而脓水浸淫者，宜使之干燥；凡血虚而枯槁者，宜用油膏类药，使之滋润。

（2）患病期间，忌食辛辣、香燥的食物以及鱼、虾等食品。

【参考资料】

《外科启玄》卷八：耳边耳下，有疮能蚀者，曰月蚀疳，乃足阳明胃经，足少阳胆经湿热。内除二经之湿热，外以黄丹一钱，煅赤枯矾一钱，真粉一钱，冰片半分共研末，干敷上。

2.2.3 耳壳流痰

耳壳流痰是指发生于耳壳部位的流痰，以耳壳局部肿起而皮色不变，按之柔软，不热不痛为其特点。相当于耳郭假性囊肿（渗出性软骨膜炎）。

【病因病理】

本证常因脾胃虚弱，痰湿内生，加之风邪外犯，挟痰湿上窜耳壳，痰浊凝滞而为肿。

【诊断要点】

耳壳突然肿起，肿处皮色不变，按之柔软，但不疼痛，穿刺可抽出淡黄色粘液，抽后肿胀消退，不久便复胀起，依据其病史及典型症状，可以确定诊断。但应与局部有红肿热痛的断耳疮相鉴别。

【辨证施治】

主证 本病起病较急，常于夜间睡醒偶然发现。多发于耳壳凹面。局部肿起，肤色不变，按之柔软有波动感，无明显疼痛及触压痛，只有轻微胀感或麻木感或痒感，光透清澈。若予以穿刺，可抽出淡黄色粘液，抽后肿块缩小或消失，但不经多时，便复肿起，一般无明显全身症状。舌苔微腻，脉缓或带滑。

证候分析：本病因风邪兼挟痰湿上窜耳壳而致。风邪善攻头面，变化迅速，故耳壳发病突然，风胜则痒。痰浊属阴邪，其性凝滞，故结而为肿，肤色不变。因非邪热为患，故无红肿焮痛。因是痰湿潴积，故肿而柔软，有波动感，穿刺抽吸之，可得淡黄色液体。抽吸后虽可使肿块缩小或暂时消失，但因病根未除，故可复肿如前。舌苔腻、脉滑均是痰湿之证。

治疗

（1）内治：宜祛痰散结，疏风通络。常用二陈汤加味。二陈汤专主祛痰，加竹茹、枳实、胆星等以加强祛痰之力，加僵蚕、地龙、丝瓜络、当归尾、丹参、郁金、柴胡等以疏风活血通络。若见纳食欠佳，可加砂仁、白术、神曲、山楂等以健脾行气消食。

（2）外治：抽出肿块内的液体，并加压包扎或配合选用下列方法，再加压包扎。

1）用艾条悬灸。

2）用磁铁异极相对贴敷。

3）用玄明粉溶液湿敷。

4）如意金黄散调敷。

【护理及预防】

（1）一般不宜切开引流，以免染毒而转为断耳疮。即使穿刺抽液，也应严格消毒。

（2）对肿块不宜反复揉按，以防促使肿块扩大。

附　断耳疮

断耳疮是指耳壳红肿溃疡疼痛,甚至断落而言。《诸病源候论》卷三十五最早论述此病:"断耳疮,生于耳边,久不瘥,耳乃取断,此亦月食之类,但不随月生长为异。此疮亦是风湿搏于血气所生。以其断耳,因以为名也。"与化脓性耳廓软骨膜炎相类似。

【病因病理】

本病多由局部损伤染毒,肝胆经火毒热邪内炽,循经上犯,热灼血肉,软骨融蚀而成。

【诊断要点】

本病往往有耳部损伤病史。局部以明显剧烈的红肿疼痛为主要症状,甚至溃烂融蚀,以致脱落,缺损畸形。其病变深及耳壳软骨,故与耳壳皮肤溃疡湿烂的耳疮、旋耳疮可以互相鉴别。

【辨证施治】

主证　耳壳红赤肿胀,灼热疼痛剧烈,有脓液渗溢,耳壳软骨逐渐腐烂如蚕食,甚则缺损畸形。

全身可有发热、口干苦、小便短黄、大便秘结,舌红苔黄,脉弦数等症状。

证候分析:此为热毒炽盛,故红肿疼痛俱剧烈,热盛则肉腐,所以软骨腐烂如蚕食,可造成脱落、缺损畸形。因是肝胆积热而致,故全身症状也较明显。

治疗

(1) 内治:宜清热解毒、去腐消肿。证情较轻或已进入稳定的后期,可用甘寒清热解毒,以五味消毒饮加减;严重者用黄连解毒汤;肝胆热盛者,合龙胆泻肝汤。其中金银花、菊花、蒲公英、地丁、天葵子等都是甘寒清解药,是解毒中之平和者。黄连、黄芩、黄柏、山栀子是苦寒重剂解毒,故热毒严重者用之,柴胡、龙胆草具有清解肝胆热毒之力,故肝胆热盛者,宜配合使用。

(2) 外治:

1) 腐烂趋向高峰期,宜用五五丹或七三丹,均匀撒布创口上面,再贴以黄连膏纱布,每日换1～2次。周围可敷如意金黄散。

2) 后期腐烂已止,改用九一丹或生肌散,上贴黄连膏纱布,每日换药1次或隔日换药1次。

【护理及预防】

在耳壳上针灸或手术治疗时,均需注意消毒,以防染毒而成本病。

对耳壳流痰,一般不宜切开引流,以免染毒形成本病。

2.2.4　耳胀、耳闭

耳胀、耳闭都是以耳内胀闷堵塞感为主要症状的耳窍疾病。病初起,耳内胀而兼痛,称为"耳胀"或"耳胀痛";病之久者,耳内如物阻隔,清窍闭塞,故称"耳闭"。分别与急性、慢性非化脓性中耳炎相似。

因耳胀、耳闭、每兼耳鸣,妨碍听觉,故也属"卒聋"、"风聋"、"气闭耳聋"范畴。可与"耳鸣、耳聋"互参。

【病因病理】

1. **风邪侵袭,经气痞塞**　肝胆经气不舒,内有郁热,兼之风邪侵袭,引动经热上循,结于耳窍,以致耳窍经气痞塞不宣,出现耳胀之症。《诸病源候论》卷二十九说:"风入于耳之脉,使经气否塞不宣,故为风聋。"《外科大成》卷三也说:"耳者,心肾之窍,肝胆之经,宗脉所聚也……肝胆主外,如风热有余,或胀痛或脓痒,邪气客也。"临床上,此病因感风热邪毒而发者较多,但也有因感于风寒者,正如《景岳全书》卷二十七所指出:"邪闭者,因风寒外感,乱其营卫也,解其邪而闭自开也。"

2. **邪毒滞留,气血瘀阻**　多由耳胀失治,或反复发作,以致邪毒滞留,气血瘀滞,脉络受阻,耳窍闭塞而致,或因脾肾虚损,精气不足,不能上注,耳窍失养,以致闭塞失用,成为此病。

【诊断要点】

本病以耳内胀闷堵塞感为主要症状,但耳道检查,并无物堵为其特点。每兼有耳鸣、听力下降,病变有新久不同。临床诊断时,要注意排除其他耳病引起的耳内胀闷症状,如耳内有耵聍或异物堵塞而出现胀闷堵塞感者,将耵聍或异物取出,耳胀闷堵塞感等症状便随之消失或减轻,故容易鉴别。又如脓耳耳膜未穿溃时,也有胀闷堵塞感,但脓耳耳内疼痛较剧烈,耳膜红肿也较明显,在剧烈耳痛之后,耳膜可以穿溃而流脓,故可以鉴别。

【辨证施治】

1. 风邪侵袭,经气痞塞

主证　耳内作胀,不适或微痛,耳鸣如闻风声,听力突然减退,但听自己说话的声音却大于平时。患者常用手指轻按耳门,以求减轻耳部之不适。检查见耳道干净,耳膜微红,轻度内陷,或见耳膜后有一水平暗影,可随头位改变而移动(彩图1)。听力检查呈传导性耳聋。

证之初起,常有发热恶寒、头痛、鼻塞、流涕、咽痛、脉浮数等风热表证之症状,或有口苦、咽干、舌红、苔黄、脉弦数等肝胆有热之症状。

证候分析:本病因风热邪毒侵袭而致,耳部经气痞塞不宣,故耳内作胀微痛;风邪扰于清窍,故耳鸣如闻风声,听力突然减退,听外声不清楚,但听自己说话声音,反觉大声。因用手指按压耳门,能帮助疏通经气,故可减轻耳内不适症状。因风热外邪初袭,正邪抗争,故有发热恶寒,鼻塞流涕,咽痛,脉浮数等风热表证。若肝胆经气偏盛,由风邪引动而上结于耳窍,则可致耳内胀闷,并有口苦、咽干、舌红、苔黄、脉弦数等症状。热邪伤及耳膜,故耳膜微红、内陷。若兼有湿邪,则耳窍内有积液,表现为耳膜后有一水平暗影,可随头位改变而移动。

治疗

(1) 内治:宜疏风清热,散邪通窍,方用银翘散加菊花、夏枯草、青蒿、石菖蒲等。取银翘散以疏散风热之邪,菊花、夏枯草、青蒿以清疏肝胆,石菖蒲有散邪通窍之功。窍内有积液者,可加车前子、泽泻、桑白皮等,以清利湿热。肝胆热邪较盛,证见口苦咽干、苔黄、脉弦数者,可用龙胆泻肝汤加减。

若耳内胀痛而全身证见恶寒重,发热轻,口淡不渴,无汗,脉浮紧者,为风寒邪毒侵袭而致,可用荆防败毒散加减,以疏风散寒通窍。

(2) 外治:

1) 宜用清热祛风止痛药物滴耳,如黄连滴耳液,或用新鲜虎耳草、一枝黄花捣汁滴耳;亦可用田螺水加冰片少许滴耳。

2) 滴鼻灵或1%麻黄素液滴鼻,有助解除耳内胀闷症状,对于有鼻塞流涕症状的患者更为需要。

(3) 针灸疗法:

1) 针刺:可取听宫、听会、耳门、翳风、合谷、内关等穴,每次选2～3穴,中强度刺激,留针10～20 min,以达疏通经络止痛目的。

2) 耳针:取内耳、神门等穴或耳壳上的压痛点,每次1～2穴,针刺或埋针。埋针期间,每天可按压埋针处3～4次,以加强刺激。

（4）其他疗法：可行导引法以辅助治疗。即用手指尖按压耳屏，或用手指尖插入耳道口，一按一放，反复多次，以疏通经气，减轻症状。

2. 邪毒滞留，气血瘀阻

主证　耳内胀闷堵塞感，日久不愈，甚则如物阻隔，听力减退，逐渐加重。耳鸣如蝉，或声音嘈杂。检查见耳道干净，耳膜内陷明显，甚至粘连，活动度减低，耳膜有灰白色沉积斑块（彩图2）。听力检查呈传导性耳聋。

全身症状不明显，或有脾虚、肾虚的症状表现。脾虚，则饮食减少，腹胀，便溏，疲倦，唇色淡白无华，舌质淡白，脉缓细。肾虚则腰膝痠软、耳鸣、耳聋症状比较明显，头晕眼花，失眠多梦，遗泄；以肾阴虚为主者兼见五心烦热，咽干舌燥，舌红苔少而干，脉细数；以肾阳虚为主者，兼见面色㿠白，形寒肢冷，舌淡苔白，脉沉细无力。

证候分析：耳胀失治或反复发作，以致邪毒滞留耳窍，气滞血瘀，故耳内堵塞胀闷感明显，日久不愈，甚则如物阻隔，听力减退，逐渐加重。脾肾精气亏虚，不能上荣耳窍，以致耳膜内陷，失去正常光泽，或见灰白色沉积斑块。因耳膜失其正常功能，故声音传导受到障碍，听力减退，日渐加重。由于有以脾气虚弱为主，有以肾阴虚或肾阳虚为主，故临床见症也有不同。

治疗

（1）内治：宜行气活血，通窍开闭，用通气散加赤芍、菖蒲等药。此方香附、川芎、赤芍行气活血，柴胡为入少阳经主药，轻清行气，配以石菖蒲行气通窍，使耳窍之气行血活，故能通窍开闭。若症情较重，可配合通窍活血汤。借麝香芳香走窜之力雄厚而通窍，配合赤芍、川芎、桃仁、红花、老葱行气活血，佐以生姜、红枣调和营卫而散邪。《医林改错》卷上说："耳孔内小管道通脑，管外有瘀血，靠挤管闭，故耳聋，晚服此方，早服通气散，一日两付，三二十年耳聋可愈。"

《医学准绳六要》治气闭耳聋所用通气散，以茴香、木香、延胡索、石菖蒲、川芎行气活血通窍，并用人参、甘草、陈皮、僵蚕等健脾益气，除痰通络。两方药物虽不相同，但总以行气活血通窍为宗旨，临床可以根据病情不同而选用。

若见脾虚症状，宜健脾益气配以通窍之法，用补中益气汤合通气散加减；若肝肾阴虚者，宜滋补肝肾配以通窍之法，用耳聋左慈丸合通气散加减；肾阳虚者，宜温补肾阳配以通窍之法，用附桂八味丸合通气散加减。

（2）针灸疗法：

1）针灸：除在耳周局部取穴外（参考"风邪侵袭，经气痞塞"型），脾虚者，选加足三里、中脘、脾俞等；肝肾阳虚者，选配三阴交、关元、肝俞、肾俞等有强壮作用之穴位；虚寒者可用艾灸法，每天1次。

2）穴位注射：取听宫、翳风、耳门等穴，注入丹参注射液、当归注射液等，每次每穴注入0.3～0.5 ml。

（3）其他疗法：宜常行鼓气吹张法，即捏鼻、闭唇、鼓气，使气进入耳窍内，此时耳膜可有向外膨胀的感觉，若鼓气吹张失败时，则无这种感觉。若有鼻塞流涕多者，不宜行此治法。

也可采用咽鼓管金属导管吹张法（操作方法见附篇）。

【护理及预防】

本病初起，多有鼻塞流涕等症状，要注意保持鼻腔清洁，适当使用滴鼻药物，擤鼻涕要有正确方法，防止将鼻涕推入耳窍，加重耳胀痛症状，或引起染毒，演变为脓耳。

本病的预防,要注意加强身体锻炼,增强体质,积极防治伤风感冒及鼻部疾病。"鸣天鼓"导引法对本病有保健预防作用(方法参见耳科"耳病的治疗概要")。

2.2.5　脓耳

脓耳是指耳膜穿孔、耳内流脓为主要表现的疾病。相当于化脓性中耳炎。

对于本病,历代文献中,有称脓耳,又有称聤耳、耳疳、耳底子、耳痛、耳湿、耳中生毒等,还有按脓色不同而命名者,如《外科大成》卷三说:"耳疳者,为耳内流出脓水臭秽也。书有云:出黄脓为聤耳;红脓为风耳;白脓为缠耳;青脓为震耳。"《锦囊秘录》卷六也说:"聤耳之名,更有五般,常出黄脓者,谓之停耳;常出红脓者,谓之脓耳;耳内疳臭者,谓之迈耳;白脓出者,谓之缠耳;耳内虚鸣,时出青脓者,谓之囊耳。"这些命名,含义虽不尽相同,但共同的特点是耳内流脓,为了统一病名,突出其主要特征,故将耳膜穿孔耳内流脓为主要症状的疾病,统称为脓耳,其有急慢、虚实之分。

脓耳是耳科常见病、多发病,尤多发于小儿。本病每致听力损害,影响患者学习、工作及生活,甚至可以出现并发症,危及生命,故应积极做好防治工作。

【病因病理】

本病的发生,外因多为风热湿邪侵袭,内因多属肝、胆、肾、脾等脏腑功能失调。归纳如下:

1. 肝胆火盛,邪热外侵　风热湿邪侵袭,引动肝胆之火,内外邪热结聚耳窍,蒸灼耳膜,血肉腐败,则生脓汁而成脓耳,如《直方方》说:"耳触风邪,与气相击……热气乘虚,随脉入耳不散,脓出为脓耳。"《辨证录》卷三也说:"少阳胆气不舒,而风邪乘之,火不得散,故生此病。"也有因沐浴污水入耳,水湿之气内侵,湿蕴于中,郁而化热,湿热郁蒸耳窍,化生脓汁形成脓耳。如《诸病源候论》卷四十八说:"亦有因沐浴水入耳内,而不倾沥令尽,水湿停积,搏于气血,蕴结成热,亦令脓汁出,皆谓之聤耳。"

2. 脾虚湿困,上犯耳窍　正气素弱或久病体虚,正气不胜邪毒,邪毒滞留,兼以脾虚运化失健,水湿内生,泛溢耳窍,故成脓耳。

3. 肾元亏损,邪毒停聚　先天不足或劳伤肾精,以致肾元亏损,耳窍不健,邪毒易于滞留,使急性实证脓耳演变为慢性虚证脓耳。正如《疡科心得集》所说,本病有"因肾经真阴亏损相火亢甚而发"。肾虚耳部骨质松脆,不堪脓耳湿热邪毒之腐蚀,久则骨腐成脓黑臭,甚则引致邪毒内陷,形成脓耳变证。

小儿脏腑娇嫩,形体未充,易感邪气疫毒,致患麻疹、烂喉痧、疮痍等病,以致耗伤正气,正气不足,邪毒滞留或复感邪气,邪毒困于耳窍而成脓汁,故小儿脓耳多于成人,且更易演成慢性虚证及引起变证。

【诊断要点】

本病以耳内流脓为主要症状,检查见耳膜穿孔,脓液由穿孔处流出,或由穿孔处见耳膜后有脓液,诊断一般不困难。但有时脓量不多,耳膜穿孔较小或在边缘部位而不容易发现,要注意仔细地检查,以免漏诊、误诊。要注意与耳疖、耳疮进行鉴别,耳疖、耳疮者耳道可有脓液,但耳膜无穿孔,故可资鉴别。

【辨证施治】

耳部流脓为本病的主要特征。但病情有急缓之分,病程有长短之别。一般来说,急者流脓初起,多属实证;缓者流脓日久,多属虚证,或虚中挟实。按其脓色,又有黄脓、红脓、白脓、青脓、黑臭脓等不同。黄脓者多为湿热；红脓者多为肝经火热，热伤血分；白脓或青脓者多为脾虚；流脓臭秽黑腐者，多为肾虚，又受湿浊困结之虚实兼杂证候，病情多较危重。至于脓量的多少及脓质的稀稠，亦可作为辨证之参考，如脓水清稀量多，多为脾虚水湿停聚耳窍；若脓液稠粘者，多为火热偏盛，热聚化生脓汁。

临床时，必须四诊合参，综合局部与全身症状，进行辨证施治。

1. 肝胆火盛，邪热外侵

主证　本证起病较急，耳内疼痛，并见耳鸣，听力障碍，耳内胀闷感。耳痛逐渐加重，或如跳痛，或如锥刺，疼痛牵连至头部，常于剧痛之后，耳膜穿孔，流出脓液，流脓之后，耳痛及其他症状，也随之减缓。局部检查：初期见耳膜鲜红或暗红色，血络显露，耳膜向外突，正常标志消失。耳膜穿孔后，有脓液流出，若穿孔处较小，多呈闪光搏动，耳道见脓液，稠黄或带红色，量较多（彩图 3、4），听力检查为传导性耳聋。

全身有发热恶寒、头痛、鼻塞流涕等症，或见口苦咽干，小便黄赤，大便秘结，舌红苔黄，脉弦数。

小儿患者的症状一般比成年人为重，多见高热哭啼，烦躁不安，甚至出现神昏、抽搐、项强等症状。

证候分析：内外邪热困结耳窍，蒸灼肌膜，故耳内疼痛。气机不利，故耳鸣，听力障碍，耳内胀塞感。热势壅盛，灼烁肌膜，则耳内疼痛剧烈，呈跳痛或锥刺样疼痛，耳膜红赤，血络显露。热毒炽盛，伤腐肌膜，故而成脓。热盛则脓稠黄，热伤血分，则脓中带血而红，兼有湿浊者，脓液量多。脓汁乃邪热伤腐耳膜血肉而成，酝酿成脓之时，邪热亢盛，故诸症剧烈。若脓汁外出，邪热得以外泄，故耳痛、头痛、寒热等症状，都可减轻。

因于风热邪毒侵袭者，正邪抗争，故有发热恶寒、头痛、鼻塞流涕等症状。若证见口苦咽干，小便黄赤，大便秘结，舌红苔黄，脉弦而数者，乃是肝胆火热之象。

小儿脏腑柔弱，形气未充，邪毒容易内犯或引动肝风，故症状较重。

治疗

（1）内治：初起证情较轻，风热在表，宜疏散风热，解毒消肿，用蔓荆子散加减。本方蔓荆子、甘菊花、升麻体轻气清上浮，善于疏散风热，清利头目，生地、赤芍、麦冬养阴凉血，木通、赤苓、桑白皮清热利水去湿，前胡助蔓荆子宣散，助桑白皮而化痰。全方以疏风清热为主，兼以利水去湿而排脓，凉血清热去火邪。肝胆火热较盛，可加夏枯草、柴胡以增强清泻肝火之力，或用龙胆泻肝汤，以清泻肝火，解毒消肿。大便秘结者，加大黄、芒硝。

耳膜穿溃，脓液流出之后，热势减缓，故治疗上重在渗湿解毒，活血排脓，可用仙方活命饮加入车前子、地肤子、苦参等渗湿解毒之药。

小儿脓耳，易因邪毒内陷或引动肝风，故要倍加注意，一般可在上述方剂内加入钩藤、蝉衣之类，以平肝息风，若见烦躁、神昏、项强、呕吐等症，则宜清营凉血，解毒开窍，参考"脓耳变证"。

（2）外治：

1）清除耳道内脓液：可用消毒棉签揩净。若脓液较粘稠，可先用稀白醋液或 3% 双氧水洗涤。清除耳道内的积脓，有利于脓液流出，也有利于使用药物。

2）滴耳：用具有清热解毒、消肿止痛、敛湿去脓作用的药液滴耳，如黄连滴耳液，或用新鲜虎耳草捣汁或入地金牛根磨醋滴耳，每天 5～6 次。

3）吹药：用具有清热解毒、敛湿去脓作用的药物吹耳，如烂耳散、红棉散等，吹药前应先将耳道内脓液及残留药物清除干净,每次吹入药散也不宜过多,以免药散堆积耳道,妨碍脓液引流而引起不良效果。

4) 涂敷:若耳壳或耳后有红肿疼痛者,可用紫金锭磨水涂敷。或用如意金黄散调敷。

(3) 针刺疗法:可针刺听宫、听会、耳门、外关、曲池、合谷、阳陵泉、侠溪等穴,每次选2~3穴,用捻转泻法,不留针。

(4) 其他疗法:有鼻塞流涕者,用滴鼻灵滴鼻,也有助于脓耳的治疗。

2. 脾虚湿困,上犯耳窍

主证　耳内流脓,经年累月,时重时轻,缠绵日久,流脓量多而清稀,无明显臭味。局部检查多见耳膜中央大穿孔,耳道积脓较多,脓质清稀,甚如水样,听力检查呈传导性耳聋。全身可有头晕头重,倦怠乏力,纳少腹胀,大便时溏,面色萎黄无华,唇舌淡白,苔白湿润,脉缓细弱等症状。

证候分析:因脾为后天之本,主运化水湿而化生气血,输清阳以出上窍。《医学纲目》说:"脾胃一虚,耳目九窍皆病。"脾胃虚弱,则清阳不升,耳窍失其煦养,更兼脾虚不化水湿,水湿困结耳窍,故耳内脓水经年累月不干,偏于虚则脓稀,兼有热则脓稠。清阳不升,故头晕耳鸣而失聪敏,面色萎黄而无华,唇舌淡白,乃为脾虚气血不足之象;食少腹胀,大便时溏,也为脾虚有湿之证。脾虚气血不足,故脉象细或缓弱无力。

治疗

(1) 内治:宜健脾渗湿,补托排脓,选用托里消毒散加减。方中以党参、黄芪、茯苓健脾益气渗湿,川芎、当归、白芍养血活血,兼用金银花、白芷、桔梗、皂角刺解毒排脓,使气血旺盛,正能抗邪,则邪毒可解,脓液可止。若湿热较盛,宜加清热利湿解毒药物,如车前子、地肤子、野菊花、蒲公英、鱼腥草等。

草药:大叶蛇泡勒、鸡血藤、金樱子根、野菊花、山芝麻、狗脚迹各45 g,水煎服,有补养气血,解毒排脓作用。

(2) 外治:

1) 清除脓液:参考"肝胆火盛,邪热外侵"型。

2) 滴耳:用黄连滴耳液滴耳,或用胡桃肉捣油,加冰片少许滴耳。

3) 吹耳:烂耳散、红棉散吹耳,或用头发于新瓦上煅为灰,加冰片少许研为末,吹耳。

4) 有肉芽或息肉者,可涂鸦胆子油,或用手术摘除,以利脓液流出。

3. 肾元亏损,邪毒停聚

主证　耳内流脓,日久不愈,或时流时止,止而复流。流脓量不甚多,或污秽或成块状,或如豆腐渣样,并有臭味,听力减退多较明显。局部检查见耳膜穿孔,多在边缘部位或松弛部,脓稠粘成块状,乳突部X线摄片,多示骨质破坏或胆脂瘤形成(彩图5)。听力检查多呈混合性耳聋。

全身可见头晕神疲,腰膝痠软,遗精早泄,脉细弱等肾虚症状。

证候分析:肾虚耳窍失健,易致邪毒滞留,湿热邪毒久困,则耳内流脓不尽,反复发作。肾元亏虚,骨质松脆,邪毒侵蚀,腐败成脓,故脓液污浊或成块状,如豆腐渣样,有臭味。因其骨质破坏较重,故乳突X线摄片可以发现其病变。耳为肾窍,肾亏耳失濡养,故耳鸣、耳聋尤为明显。肾虚髓海不足,故头晕、眩晕、神疲。腰为肾府,肾虚髓少不充于骨,故腰痠膝软无力,不能胜任作强之官。肾主藏精,精关不固,故遗精早泄。脉沉细弱也是肾虚之证。本证以肾元亏虚为本,湿浊久困为标,故病情多较复杂,治之不当,尚可变生黄耳伤寒。

治疗

(1) 内治:宜补肾培元,去湿化浊。以阴虚为主者用知柏八味丸加木通、夏枯草、桔梗、鱼腥草等。肾阳虚为主者,用附桂八味丸加减。

由于湿热久困,腐蚀骨质,脓液污浊而有臭味者,宜配合活血祛腐之法,选用桃仁、红花、乳香、没药、泽兰、穿山甲、皂角刺、马勃、鱼腥草等。

(2) 外治:参考"脾虚湿困,上犯耳窍"型。

【护理及预防】

本病的护理,要注意经常将耳内脓液清除干净及正确使用滴耳、吹耳药物,滴耳、吹耳前清除脓液及停积的药粉,滴耳时宜侧卧,患耳向上,滴入药液后,用手指轻轻按压耳屏数次,使药液能达患处,并停留较长时间。吹耳药物宜研成极细粉末,每次吹入不宜过多,防止堵塞耳道,妨碍引流。另外,密切观察病情尤要注意流脓、头痛、发热、神志等症状变化,预防或及时发现脓耳变证。在饮食上要少食蛋类、豆类制品及其他引发邪毒的食物。患脓耳而耳膜穿孔未愈者,应禁忌游泳,以免水入耳中,加重病情。

预防本病的关键是提高抗病能力,小儿患麻疹、疫喉痧等疾病后,抵抗力降低,容易罹患本病,更要注意预防,发现耳部症状,及时进行诊治,以免致成流脓。乳儿哺乳体位不当,也易引致本病,故要戒除卧位哺乳的习惯,以免由于乳汁溢入耳窍诱发本病。另外,避免污水入耳,有水入耳时,要及早拭抹干净,保持耳道的清洁卫生,也是预防本病的重要内容。脓耳初起者,要及早彻底地进行治疗,以免迁延日久演变成慢性,或变生他证。

【参考资料】

(1)《医宗金鉴·外科心法要诀·耳疳》:此证耳内闷肿出脓,因脓色不一,而名亦各殊。如出黑色臭脓者,名耳疳;出青脓者,名震耳;出白脓者,名缠耳;出黄脓者,名聤耳,俱由胃湿与肝火相兼而成。宜柴胡清肝服主之。气实火盛者,以龙胆泻肝服之。惟风耳则出红脓,偏于肝经血热,宜用四物汤加丹皮、石菖蒲服之。外俱用酱茄内自然油滴之,俟脓净换滴耳油,时时滴入,肿消生肌自愈。

滴耳油,核桃仁研烂,拧油去渣,得油一钱,兑冰片二分,每用少许,滴于耳内。

(2)《续名医类案》卷十七:赵养葵治一小儿,患耳脓,医以药治之,经年累月不效,殊不知此肾疳也,用六味地黄丸加桑螵蛸服之愈。

(3)《续名医类案》卷十七:一妇人因怒发热,每经行两耳出脓,两太阳作痛,胸胁乳房胀痛,或寒热往来,或小便频数,或小腹胀闷,皆属肝火血虚,先用栀子清肝散二剂,又用加味逍遥散数剂,诸症悉退,乃以补中益气而愈。

2.2.6 脓耳变证

脓耳变证,是指由脓耳变生的病证。多因脓耳邪毒炽盛,或治疗不当,邪毒久蕴,腐蚀骨质,脓汁流窜,邪毒扩散而变生他证。故病情更为复杂、严重,甚至可以危及生命。

常见的脓耳变证有耳根毒、脓耳口眼㖞斜和黄耳伤寒。

2.2.6.1 耳根毒

耳根毒,又名耳后附骨痈,以耳后完骨部疼痛、压痛,甚则肿起或溃破流脓为其特征。与耳后骨膜下脓肿相类似。

【病因病理】

本病多因脓耳火热邪毒炽盛,肝胆湿热壅盛,或治疗不当,脓液引流障碍,邪毒不随脓液流出而外泄,反而困结于内,灼腐完骨,血肉腐败,聚为痈肿而成。

【诊断要点】

脓耳并见耳后完骨红肿疼痛,压痛,或溃破流脓,即为本病。

【辨证施治】

主证　脓耳耳内流脓不畅,耳内疼痛,连及耳后,耳后红肿疼痛,压痛,甚则肿起如半球状,耳壳常被推向前方。数天之后,肿起处尚可变软,穿溃流脓。全身证见发热,头痛,口干,小便黄,大便秘结,舌红苔黄燥,脉数。

若因体虚或治疗不当,溃口经久不愈,时常渗出脓水,则成虚证瘘管,较难治疗。

证候分析:脓耳的火热邪毒炽盛,犯及耳后完骨,故该部疼痛、压痛。邪毒困结于内,灼腐完骨,血肉腐败,聚为痈肿,故肿起如半球状,耳壳常被推向前方。脓已成,故肿处变软,有波动感,并可穿溃流脓。口干,舌红苔黄燥,小便黄,大便秘结,均为热盛伤津。发热不退,脉数有力,为邪盛正实。

若因体虚,正气不胜邪毒,邪毒久困,腐肉不去,新肌不生,故溃口经久不愈,清脓常渗而成瘘管。

治疗

(1)内治:宜泻火解毒,祛瘀排脓,可在治疗脓耳方药基础上,重用金银花、连翘、蒲公英、黄连之类,以清热解毒。耳后红肿有波动感,用仙方活命饮,取其清热解毒,并以乳香、没药行气活血止痛,皂角刺、穿山甲之类以活血解毒排脓,促其脓出,邪热得以外泄。大便秘结者,可加大黄、芒硝以泻热通便。热盛,口干苦者,加龙胆草、栀子等,痈肿已溃破流脓量多者,去皂角刺、穿山甲,加桔梗、薏苡仁等。溃口经久不愈者,宜补益气血,托里排脓,去腐生肌,用托里消毒散加减。

(2)外治

1)耳内处理同脓耳,主要是清除脓痂,保证引流通畅,滴以清热解毒、消肿止痛药物。如黄连滴耳液。

2)耳后肿胀,可用如意金黄散或紫金锭调敷患处。或用新鲜羊蹄草、芙蓉花叶捣烂外敷。

3)如肿胀处按之有波动感,为脓肿已成,可切开排脓。

【护理及预防】

参见"脓耳"的护理及预防。

【参考资料】

《外科大成·耳根毒》:生于耳根,状如痰核,不动而微痛,属胆与三焦二经风热所致,宜卫生散或加升麻、柴胡,或贵金丸下之,弱者神效瓜蒌散托之。因怒而耳下肿者,或肋痛脉弦紧者,小柴胡汤加青皮、红花、桃仁、牛蒡子。再寒热,加荆芥、防风,盖肝者内主藏血,外主荣筋,怒则气逆,故筋畜结肿,若不自加调摄,肝迭受伤,迁延结核,再犯追蚀之药,因而不敛不治者多。

2.2.6.2　脓耳口眼㖞斜

口眼㖞斜一症,属"中风",中医文献早有描述。多由风邪中于经络,或肝风内动而致。脓耳失治,也能变生口眼㖞斜,称之脓耳口眼㖞斜。

【病因病理】

脓耳失治,日久病深,邪毒潜伏于里,入于耳部脉络,邪毒与气血搏结,致使脉络闭塞,气血阻滞,肌肤失于滋养,肌肉萎僻,运动无力,以致出现口眼喝斜之症。

【诊断要点】

脓耳并见口眼喝斜症状,即为本病。只有口眼喝斜症状而非脓耳引起者,不属本病范畴。

【辨证施治】

主证 耳内流脓,日久不愈,突见口眼喝斜症状,表现为患侧口角喝斜,牵向健侧,口津时时外流,不能自收,人中沟也歪僻不居正中,鼻唇沟变浅,患侧肌肤松弛无力,运动失灵,皱额时眉不能被提起,故呈平坦无皱纹,闭睑时,眼睑闭合不全,故而露出白睛。

火热邪毒壅盛者,则有发热,头痛,口苦,咽干,耳痛,耳脓稠黄,大便秘结,小便黄赤,舌质红,苔黄,脉弦滑数等症。

偏于气血虚者,则肌肤麻木,无痛感,饮食减少,口淡,唇舌无华,或有瘀斑,脉细弱或涩。

证候分析:手足少阳之脉,均入于耳中,循行于耳之前后,经眼、颊、口等部位。由于脓耳邪毒,犯及耳部脉络,经脉闭塞,气血阻滞,便可出现相应部位的肌肤萎僻,运动失灵,故皱额、闭睑障碍,出现额头平坦无皱纹、眼露白睛等。患侧萎僻无力,被健侧所牵拉,故口角、人中沟偏向健侧,鼻唇沟变浅。患侧口角闭合不紧,故有流涎,不能自收。

因是脓耳变生,脓耳未愈,故耳内流脓。邪毒壅盛,灼于耳窍,故耳痛、耳脓稠黄。口苦、咽干,为火热上炎,灼伤津液。大便秘结,小便黄赤,为热伤于下。舌红苔黄,脉弦滑数亦为火热所致。

若气血亏虚,肌肤失于滋养,则患处麻木无痛感。唇舌淡白无华,脉细弱,是气血不足之象。脉络瘀阻,则舌有瘀斑,脉象细涩。

治疗

(1)内治:火热邪毒壅盛者,宜清热解毒,活血通络,方用龙胆泻肝汤加桃仁、全蝎、僵蚕等。方中以龙胆草、黄芩、栀子、柴胡苦寒清热泻火,当归、生地、桃仁凉血活血祛瘀,合全蝎、僵蚕之类以祛风通络,车前、泽泻、木通渗湿解毒,引热下行。

如属气血亏虚,瘀阻脉络者,宜益气养血,祛瘀通络。方用补阳还五汤加减。此方重用黄芪补益元气,因为气为血之帅,气行血自行,更兼用当归尾、川芎、赤芍、桃仁、红花、地龙等,一派活血祛瘀通络之药,气血并治,益气活血祛瘀,使气血旺,脉络通,故萎僻之症可治。如兼用牵正散,则祛风通络作用更强。

(2)外治:

1)应以积极根治脓耳为主,耳内处理同脓耳。

2)新鲜鳝鱼血涂患侧面部皮肤,每天多次。

(3)针灸疗法:

1)针灸:以翳风、地仓、合谷为主穴,配用阳白、太阳、人中、承浆、颊车、下关、四白、迎香、大椎、足三里等,每天取主、配穴各1~2个,中等刺激,或用电针治疗。气血虚者,可用灸法。

2)电磁疗法:选用上穴,行电磁疗法,每天1次。

3)梅花针:用梅花针叩击患处,每天1次。

4)穴位敷贴:蓖麻仁捣烂如黄豆大,敷贴下关、颊车、地仓、太阳、阳白、听宫等穴,每次1~2穴,各穴轮流使用,每次敷24 h。

5) 穴位注射：取颊车、地仓、下关、大迎、曲池、翳风、外关等穴，每次取 1～2 穴，针刺有酸麻感后，注入当归注射液、丹参注射液，每穴每次注入 1 ml，隔天 1 次。

（4）手术疗法：必要时行手术治疗。

【护理及预防】

参见"脓耳"的护理与预防。

因眼睑闭合不良，露出白睛，可戴防尘眼镜，或用纱布块覆盖，以防灰尘入眼，引起染毒。

预防脓耳，及早治疗脓耳，是预防本病的关键。

2.2.6.3　黄耳伤寒

黄耳伤寒，或称黄耳类伤寒。是脓耳失治变证中的重候。由脓耳邪毒壅盛，入于营血，扰乱心神或引动肝风所致。本病相当于化脓性中耳炎颅内并发症的危重阶段。若治之不及时，每可危及生命，故应密切注意病情发展，及时积极进行抢救。

黄耳伤寒之名，出于明·孙一奎《赤水玄珠》，但有关其病源及症状描述，早见于隋·巢元方《诸病源候论》卷二十九："凡患耳中策策痛者，皆是风入于肾之经也，不治流入肾，则卒然变脊强背直，成痉也。若因痛而肿生痈疖，脓溃邪气歇，则不成痉。所以然者，足少阴为肾之经，宗脉之所聚，其气通于耳。上焦有风邪，入于头脑，流至耳内，与气相击，故耳中痛，耳为肾候，其气相通，肾候腰脊，主骨髓，故邪流入肾，脊强背直。"

【病因病理】

脓耳急性发作时，风火邪毒炽盛，热入心包，扰乱神明，引动肝风而致，或脓耳日久病深，邪气潜伏耳窍，久蕴积热，脓液引流不畅，浸渍窍内，腐蚀骨质，以致风火邪毒深入，入于营血，营血热盛，内犯于肾，上犯脑髓，扰乱心神，故出现高热、神昏、躁动不安及热盛动风，颈项强直、手足抽搐等症。总之，本病之邪热内犯营血，以致上犯脑髓，扰乱心神，或引动肝风，邪盛而深，病重而危。

【诊断要点】

脓耳耳内流脓不畅，耳痛、头痛剧烈、呕吐、发热、神志不清、抽搐、项强等为本病的主要症状，脓耳病中出现这些主要症状，即为本病。

【辨证施治】

根据病邪深浅、病情轻重不同，辨证可分为热在营血、热入心包、热盛动风三型：

1. 热在营血

主证　耳内流脓日久，或流脓臭秽黑腐，突然脓液减少，出现憎寒壮热，头痛如劈，颈项强硬，呕吐，心烦躁扰，但神志尚清，舌质红绛无苔，脉细数。

证候分析：热毒内侵，脓汁内流，故耳流脓突然减少；热毒炽盛，邪正相搏，则憎寒壮热；邪热内困，上逆，故头痛如劈，颈项强；热在营血，故心烦躁扰，呕吐；舌质红绛，脉细数无苔，为热伤营阴。

治疗

（1）内治：宜清营凉血、泄热解毒，用清营汤加减。方中犀角、黄连清心营之热邪，生地、玄参、麦冬、丹参凉血解毒，滋营养阴，金银花、连翘、竹叶清热解毒。或用清瘟败毒饮加减。取其大清气血之热而解毒祛邪。

（2）外治：耳内处理同"脓耳"。

2. 热入心包

主证　除见上述症状外,并有神志不清、嗜睡或神昏谵语。

证候分析:热入心包为主,故神明被扰,出现神志不清、嗜睡或神昏谵语等症状。

治疗

(1) 内治:宜清心开窍,用清宫汤配合安宫牛黄丸、至宝丹、紫雪丹等,以清官汤清心热,用安宫牛黄丸、至宝丹、紫雪丹等,以加强清心开窍之力。

(2) 外治:耳内处理同"脓耳"。

3. 热盛动风

主证　除见热在营血症状外,兼有抽搐、颈项强直,甚至角弓反张。

证候分析:此因邪热内盛,热极生风,风扰经脉,故有抽搐,颈项强直,甚至角弓反张。

治疗

(1) 内治:清营凉血、平肝息风,用清宫汤加钩藤、羚羊角、丹皮等,有神志不清者,兼服紫雪丹、安宫牛黄丸、至宝丹等。

若热邪久羁,劫炼肾阴,以致真阴欲竭,证见身热面赤,手足心热甚于手足背,口干,舌燥,神疲,脉虚大,甚则时时欲脱者,则宜予滋阴养液之法,固摄真阴,用加减复脉汤、三甲复脉汤之类。

若见大汗淋漓,汗出如珠,畏冷踡卧,四肢厥冷,精神萎靡,面色苍白,呼吸微弱,脉微欲绝等阳气衰竭之亡阳危重证候,宜急用回阳固脱之法,服独参汤或参附汤等。

(2) 外治:耳内处理同"脓耳"。注意保持耳内脓液引流通畅,必要时结合手术治疗,去除耳部病灶。

【护理及预防】

本病病情变化迅速而危重,故护理上尤其要注意密切观察及详细记录病情的变化,必要时可由专人守护,以便及时进行处理。如神志不清,可急针人中、十宣、涌泉等穴。如呕吐或有痰涎,要将呕吐物、痰涎清除干净,保持呼吸道通畅。

及早防治脓耳,是预防本病的关键,脓耳患者,有头痛、呕吐、神志变化等情况出现,要及早处理,以免病情转向严重。

2.2.7　耳鸣、耳聋

耳鸣,即耳中鸣响,《外科证治全书》卷二说:"耳鸣者,耳中有声,或若蝉鸣,或若钟鸣,或若火熇熇然,或若流水声,或若簸米声,或睡着如打战鼓,如风入耳。"它是多种耳科疾病的症候群之一,但也可单独成为一个疾病。

耳聋是指不同程度的听力减退,甚至失听。《左传》解释为:"耳不听五声之和,为聋。"《释名》解释为:"聋,笼也。如在蒙笼之内,听不察也。"它是耳病中最常见的病种之一,也像耳鸣一样,可以作为许多疾病的并发症,也有单独发作者。

耳聋按病因病理不同,中医文献又有劳聋、风聋、虚聋、毒聋、火聋、厥聋、暴聋、卒聋、久聋、气聋、湿聋、阴聋、阳聋、猝聋、聤聋等多种名称,而归纳起来,与耳鸣一样,都可分为虚实两类。

一般文献常把耳鸣、耳聋并列,在《医学入门》卷五中说:"耳鸣乃是聋之渐也。"《杂病源流犀烛》卷二十三更明确指出:"耳鸣者,聋之渐也,惟气闭而聋者,则不鸣,其余诸般耳聋,未有不先鸣者。"现将两者合在一起讨论。

【病因病理】

1. 风热之邪侵袭　风热外袭，或风寒化热，侵及耳窍，清空之窍遭受蒙蔽，失去"清能感应，空可纳音"的功能，终至或聋或鸣。

2. 肝火上扰清窍　肝为将军之官，性刚劲，主升发疏泄，喜条达，若暴怒伤肝，肝气郁结而上逆，阻塞清窍；或情志抑郁，肝失疏泄条达，郁而化火，肝胆之火上扰清窍，均能致鸣致聋。诚如《中藏经·论肝脏虚实寒热生死逆顺脉证之法》所谓："其(肝)气逆则头痛、耳聋。"

3. 痰火壅结耳窍　过食醇酒厚味，脾胃受伤，聚湿成痰，痰郁化火，痰火上壅，阻塞气道，而致耳鸣耳聋。《明医杂著》卷三谓："痰火上升，郁于耳中而为鸣，郁甚则壅闭矣。"《古今医统·耳证门》也说："耳聋证，乃气道不通，痰火郁结，壅塞而成聋也。"

4. 肾精亏损失养　肾藏精而主骨生髓，上通于脑，开窍于耳。肾气充沛，髓海得濡则听力敏锐。如其素体不足，或病后精气失充，恣情纵欲等，均可导致肾精伤耗，髓海空虚，发生本病。如《灵枢·决气》说："精脱者耳聋……液脱者……耳数鸣。"《景岳全书》卷二十七说："耳为肾窍，乃宗脉之所聚，若精气调和，肾气充足，则耳目聪明，若劳伤血气，精脱肾惫，必至聋聩，故人于中年之后，每多耳鸣，如风雨，如蝉鸣，如潮声者，皆是阴衰肾亏而然。经曰：人年四十而阴气自半，半即衰之谓也。"

又因肾水与心火相互制约，肾水不足，每致心火亢盛，而成耳鸣耳聋之症。《辨证录》卷三说："心肾相交始能上下清宁以司视听，心肾不交皆能使听闻之乱。"

5. 脾胃虚弱失运　饮食劳倦或过食寒凉，损伤脾胃，使脾胃虚弱，脾气不健，气血生化之源不足，经脉空虚，不能上奉于耳；或脾阳不振，清气不升，亦必导致耳鸣耳聋。故《素问·玉机真藏论》说："脾为孤脏……其不及则令人九窍不通。"《灵枢·口问》也说："耳者，宗脉之所聚也，故胃中空则宗脉虚，虚则下溜，脉有所竭者，故耳鸣。"《医贯》卷五说："至于阳虚者，亦有耳聋。经曰：清阳出上窍。胃气者，清气元气春升之气也，同出异名也，今人饮食劳倦脾胃之气一虚，不能上升而下流于肾肝，故阳气者闭塞，地气者冒明，邪害空窍，令人耳目不明，此阳虚耳聋，须用东垣补中益气汤主之。"

此外，陡闻巨响、暴震、飞行、潜水及某些药物的流弊等，均可引起不同程度的耳鸣、耳聋。

【诊断要点】

耳鸣为患者的自觉症状，可为其他许多耳病的常见症状之一，若患者自觉耳内或头颅里有声音为其主要症状者，可诊为耳鸣。患者以听力障碍、减退甚至消失为主要症状，客观检查也有听力障碍表现者，可诊为耳聋。但由于耵聍、异物、脓耳等而致之耳鸣、耳聋者不在本节内讨论。

【辨证施治】

1. 风热侵袭

主证　开始多有感冒等先趋表现，起病较速。自感耳中憋气作胀有阻塞感，耳鸣，听力下降而自声增强。局部检查，可见到耳膜轻度潮红及内陷。大多伴有头痛、恶寒、发热、口干等全身症状，脉多浮大，舌苔薄白或薄黄。

证候分析：风热之邪，固然大多从口鼻而入首先犯肺，但因七窍内通，相互影响，所以也可表现于耳窍。耳部经气痞塞不宣故有耳内阻塞感、耳鸣、听力下降等症状，刘河间提出"耳聋治肺"，正是指此而言。它的作用，诚如《温热经纬·外感温热篇》所谓："耳为肾水之外候，然肺经之结穴在耳中，名曰茏葱，专主乎听，金受火烁，则耳聋。"

治疗

（1）内治：宜疏风清热散邪，常用方如银翘散、蔓荆子散等。方中薄荷、荆芥、淡豆豉、牛蒡子等祛散风邪，使邪从汗泄；金银花、连翘、竹叶、芦根、甘菊花、桑白皮、甘草轻清解热。更配以桔梗、蔓荆子、升麻者，使清气上升，邪气得于清解。同时还可酌用石菖蒲、路路通等，以行气通窍。

（2）外治：

1）可用滴鼻灵滴鼻，以宣利鼻窍，开通耳窍。

2）用鲜菖蒲捣汁，滴耳。

3）可用咽鼓管自行吹张法和耳膜按摩术（见本书"耳病的治疗概要"）。

（3）针刺疗法：取穴上星、迎香、合谷，针刺、捻转，留针 10～15 min，每天 1 次。

2. 肝火上扰

主证   耳鸣如闻潮声，或如风雷声，耳聋时轻时重，每于郁怒之后，耳鸣耳聋突发加重，兼耳胀耳痛感，或有头痛，眩晕，目红面赤，口苦咽干，或夜寐不安，烦躁不宁，或有胁痛，大便秘结，小便黄，舌红苔黄，脉弦数有力。

证候分析：怒则伤肝，肝胆之气随经上逆，犯于清窍，故突发耳内轰鸣，听觉失灵。火盛炎上，故头痛面赤。胆气上逆，胆汁随之上溢，故口苦咽干。火扰心神，神不守舍，故夜寐不安，烦躁易怒。胁为肝胆经脉之所过，肝气郁结故见胁痛。舌红苔黄，脉弦数，均为肝胆火盛之证。

治疗   宜清肝泄热，开郁通窍，方用龙胆泻肝汤加石菖蒲。方中以龙胆草、栀子、黄芩、柴胡清泻肝胆，苦寒直折火势为主，并以木通、车前、泽泻等利水、导热下行，助以柴胡、石菖蒲以开郁通窍。《医学准绳六要》说："左脉弦急而数，属肝火，其人必多怒，耳鸣或聋，宜平肝伐木，龙胆泻肝汤，不已，龙荟丸。"故肝火盛者，可选用龙荟丸或在龙胆泻肝汤基础上，加大黄、芦荟、青黛之类，以增强清肝泻火之力。

若肝气郁结而火热倘轻者，宜疏肝解郁通窍，用逍遥散加蔓荆子、石菖蒲、香附。

3. 痰火郁结

主证   两耳蝉鸣不息，或"呼、呼"作响，有时闭塞憋气，听音不清，头昏沉重，胸闷脘满，咳嗽痰多，口苦或淡而无味，二便不畅，舌红苔黄腻，脉弦滑。

证候分析：痰火上壅，蒙蔽清窍，气道不通，故两耳蝉鸣，有时闭塞而聋；痰火上冒于头，故头重头昏；痰火郁结，气机不利，故胸脘满闷；痰火上涌，故呕吐痰涎；二便不畅乃痰湿阻滞脾胃，热伤胃津之证。口苦，舌红苔黄腻，脉弦滑，均为痰火之证。火重于痰则口苦，痰重于火则口淡。

治疗   宜清火化痰，和胃降浊，选用加味二陈汤，或用清气化痰丸。二陈汤是治湿痰之主方，益以黄芩、黄连、枳实之类是取其清热之功，加入杏仁、瓜蒌仁、胆南星之属，则除痰之力更强。

4. 肾精亏损

主证   耳内常闻蝉鸣之声，昼夜不息，夜间较甚，以致虚烦失眠，听力逐渐下降，兼见头晕目暗，腰膝酸软，男子遗精，在女子则白淫，食欲不振，舌质红而少苔，脉细弱或细数。

证候分析：《明医杂著》卷三说："若肾虚而鸣，其鸣不甚，其人多欲，当见劳怯等证。"因肾精亏损，不能上充于清窍，以致耳鸣、耳聋日渐加重。又如《医贯》卷五所说："若有能调养得所,气血和平,则其耳聋渐轻,若不知自节,日就烦劳,即为久聋之证。"肾主骨而生髓,脑为髓海,肾亏则髓海空虚,故头晕目暗,耳鸣耳聋。腰为肾之府,肾亏则髓不充于骨,故腰膝痠软。肾主封藏,受五脏六腑之精而藏之,肾亏相火妄动,干扰精室,故多虚烦失眠,梦遗走泄、白淫。肾虚及脾,则运化失职,故食欲不振。舌质红而少苔,为虚火上炎,阴液衰少之象。精血不足,故脉来细弱无力,若见细而兼数,可知阴虚相火亢盛。

治疗　宜补肾益精,滋阴潜阳,选用耳聋左慈丸加减。本方即在六味地黄丸滋养肾阴基础上,加入五味子以补肾纳气,兼用磁石,以重坠潜阳降火。

若偏于肾阳虚,耳鸣耳聋,兼下肢觉冷,阳痿,舌质淡,脉虚弱者,宜温壮肾阳,可用补骨脂丸。方中以补骨脂、胡芦巴、杜仲、菟丝子填精益肾,加肉桂、川椒以温阳散寒,熟地、当归、川芎以补血,菖蒲、白芷、蒺藜以通窍行气,磁石以镇纳浮阳。附桂八味丸等,也可择宜取用。

5. 脾胃虚弱

主证　耳鸣耳聋,劳而更甚,或在蹲下站起时较甚,耳内有突然空虚或发凉的感觉。倦怠乏力,纳少,食后腹胀,大便时溏,面色萎黄,唇舌淡红,苔薄白,脉虚弱。

证候分析:脾胃为气血生化之源,脾胃虚弱则清气不能上升,耳部经脉空虚,故耳鸣耳聋时作。蹲下站起之际气血趋下,头部气血不足,或因劳力脱气,故耳鸣耳聋更甚,并有突然虚鸣及发凉之感。脾运力弱,故纳少不化,腹胀,神疲倦怠乏力。脾不化湿,故大便时溏,血气不足,故面色萎黄,唇舌淡白。气为血之帅,气弱血少,故脉象虚弱。

治疗

(1) 内治:宜健脾益气升阳,选用补中益气汤或益气聪明汤加石菖蒲。方中以党参、黄芪为主,健脾益气,以升麻、柴胡、葛根、蔓荆子、石菖蒲之类,轻清之品,升提清阳之气,以达清窍。

治疗耳鸣耳聋之症,历代文献,有外治塞耳之法,如用石菖蒲、磁石之类塞耳,方法甚多,但目前临床应用较少。

(2) 针灸疗法:对于以上各类型耳鸣耳聋,均可应用。

1) 针灸:取耳区及少阳经穴为主,如耳门、听宫、听会、翳风、中渚、外关、阳陵泉、足三里、三阴交等穴,每次2～3穴。根据病情不同,分别采用补泻手法,虚寒者可用艾灸法。

2) 耳针:取内耳、肾、肝、神门,中等刺激,留针15～20 min,10～15次为一疗程,或埋针。

3) 穴位注射:选听宫、翳风、完骨、瘈脉等穴,注入药液。药物如当归注射液、丹参注射液,每次2 ml,每天或隔天一次。

【护理及预防】

虽然没有特殊的预防及护理,但按中医传统,从饮食、情志、起居等方面加以注意仍是十分必要。对肝气郁结而致耳鸣耳聋者尤要注意精神调理,使其心情舒畅。对痰火郁结者,要注意减少肥甘饮食,以防积滞成痰,加重病情。对肾虚耳鸣耳聋者,尤要注意养息及减少房劳,减少温燥食物,脾虚病人尤要注意饮食调理。因耳鸣多于夜间更甚,令人心烦,妨碍睡眠,故睡前用热水洗脚,有引火归元作用,可减轻耳鸣症状。并须忌饮浓茶、咖啡、可可、酒等刺激性饮料。对于重度耳聋的患者,要注意交通安全。

【参考资料】

(1)《古今医鉴》卷九:夫左耳聋者,因有所忿怒过度,则动少阳胆火,故从左而起,以龙荟丸为主。

(2)《柳宝诒医案》卷五:病后渐觉耳聋,舌强甚至两窍俱室。据述服补药而渐重,此由痰气阻室清窍,病久恐难得愈。姑与泄痰宣窍法。苍耳子、白芥子、远志炭、橘红、干菖蒲、陈胆星、黑山栀、归身片、川贝、广郁金、茯苓、刺蒺藜、姜竹茹。

(3)《寿世保元》卷六:耳者属肾,而开窍于少阳之部,通会于三阳之间,坎离交则聚气以司聪以善听也。关于肾而贯于脑。《内经》曰,五脏不和,则九窍不通。其耳鸣耳痒耳聋者,皆属肾虚,水不上流,清气不升所致也。从补益门治之。

(4)《续名医类案》卷十七:柴屿青治汪谨堂夫人,两耳蝉鸣,且夕不歇,服过人参、熟地四两,无少效。柴曰:肾开窍于耳,心亦寄窍于耳,治耳必责之肾固也,但诊得两尺尚属有神,决非肾虚,左寸亦平缓无病,惟右寸关洪大。此肺胃两部风热所壅而致,遂不治病而治脉,用清解之剂,不数服而右耳已愈,再服数剂两耳痊愈。因思耳目口鼻,虽属于五脏,各有分属,而内实相通,治病惟以切脉为凭,夫固有治在此而效在彼者,全在一心之园机活法也。

2.2.8　耳眩晕

眩晕是眩和晕两种症状的合称。眩即目眩,眼前昏花缭乱;晕为头晕,谓头部运转不定之感觉。两者可以单独出现,也可以同时兼见,两者兼见者,乃称眩晕。《证治汇补》卷四说:"眩者,言视物皆黑;晕者,言视物皆转,二者兼有,方曰眩晕。"眩晕又有称眩运、眩冒、旋晕、头旋等。

耳眩晕是因耳窍有病,功能失调,而引起的眩晕,属眩晕的范畴。其特点是眩晕突然发作,自觉天旋地转,身体向一侧倾倒感觉,站立不稳,并有耳鸣耳聋,恶心呕吐等症状。对于此证,中医文献,早有记载,如《灵枢·海论》所说:"髓海不足,则脑转耳鸣,胫痠眩冒,目无所见,懈怠安卧。"《丹溪心法》说:"眩者言其黑运转旋,其状目闭眼暗,身转耳鸣,如立舟车之上,起则欲倒。"对本病作了十分形象的描述。

但是,必须指出眩晕之病因复杂,不特见于耳部病变,尚可出现于各科多种疾病,临床时必须予以鉴别。本节专论耳眩晕。

【病因病理】

眩晕之病因,以内伤为主。然历代各医家学说不一,如《素问·至真要大论》说"诸风掉眩,皆属于肝",说明肝风可引起眩晕;《灵枢·海论》和《灵枢·口问》又分别指出"髓海不足"和"上气不足"是引起眩晕的病因病理。张仲景则多从痰饮论治,朱丹溪认为"无痰不作眩",张景岳强调"无虚不作眩",认为"眩晕一证,虚者居其八九,兼火兼痰者不过中之一二耳"。陈修园在《医学从众录·眩晕》里综合各家学说,阐明上列几个因素的相互关系,认为本病之病根属虚,病象如实,理本一贯。临床上,本证以肾、脾之虚居多,然有风火、痰浊等不同因素之兼杂。现分述如下:

1. 髓海不足　肾主藏精而生髓,髓充于骨而汇于脑,故脑为髓海,髓海渗精气以荣耳窍。若先天禀弱或过度耗伤于肾,精髓不足,髓海空虚,耳窍失于濡养,故脑转耳鸣,正如《灵枢·海论》说:"髓海不足,则脑转耳鸣,胫痠眩冒,目无所见,懈怠安卧。"且每因阴精亏损,阴不维阳,水不涵木,肝阳上亢,扰及清窍,出现阴虚阳亢眩晕的病理变化。

2. 上气不足　耳位于头而属清窍,有赖清气之灌溉,若思虑过度,心脾受伤,气血亏少,兼之升清降浊功能失职,清气不能上奉头部,即上部气血不足,遂生眩晕耳鸣之证。故《灵枢·口问》说:"上气不足,脑为之不满,耳为之苦鸣,头为之苦倾,目为之眩。"

3. 寒水上泛　肾主一身阳气,故称之元阳,若肾阳虚衰,气弱不能温化水液,寒水停聚,上泛清窍,也可发生眩晕。

4. **肝阳上扰**　肝为足厥阴风木之脏，其性刚劲，主升发而喜条达，若平素情志不舒，肝气郁结，化火生风，风火上扰，或因暴怒伤肝，怒则气上，升发太过，上扰清窍，则有眩晕之证。故《素问·至真要大论》说："厥阴之胜，耳鸣头眩，愦愦欲吐。"《素问·六元正纪大论》又说："木郁之发……甚则耳鸣旋转。"

5. **痰浊中阻**　饮食、劳倦、多虑，俱能伤脾，脾土一伤，则不能运化水湿，致不能正常地输布津液，于是水湿停留，聚湿生痰，阻遏阳气，清阳不升，浊阴不降，清窍受之蒙蔽，故生眩晕。《金匮要略·痰饮咳嗽病脉证并治》说："心下有支饮，其人苦冒眩。""心下有痰饮，胸胁支满目眩。"又如《丹溪心法·头眩》所说："此证属痰者多，盖无痰不能作眩也。"

综上所述，眩晕一证，与肾、脾、肝关系至为密切，肾、脾之虚与肝郁是其病根，肾阴虚每兼肝阳上亢，肾阳虚则寒水上泛，脾虚者多兼痰饮，肝郁者多为肝阳上扰且多伤阴。临床上宜分标本缓急，按照"急则治其标，缓则治其本"的原则，进行辨证施治。

【诊断要点】

本证特点是眩晕为突然发作，患者感到天旋地转，身体向一侧倾倒感觉，并兼有耳鸣、耳聋、恶心呕吐，及自发性眼球震颤现象，不敢移动体位，体位变动时，眩晕加重。《医学正传》卷四说："忽然眼黑生花，若坐舟车而旋运。"除此，发作时，病人每有心慌不安，面色苍白，汗出肢冷等症状。根据其症状特点可以诊断。

【辨证施治】

根据本病特点结合全身其他证候辨证如下：

1. **髓海不足**

主证　素有耳鸣，眩晕常发。眩晕发作时，耳鸣加甚，听力减退，兼见精神萎靡，腰膝痠软，遗泄，心烦失眠多梦，记忆力差，手足心热，舌质红，苔少，脉弦细数。

证候分析：肾亏精髓不足，不能上荣故眩晕，精神萎靡，记忆力差；耳失滋养，故蝉鸣重听；相火妄动，精关不固，故多梦遗泄；腰为肾之府，肾虚精髓不足，髓不充骨，故腰膝痠软；阴虚生内热，故心烦，手足心热；阴液不足，故舌红苔少而干，脉弦细数。

治疗　宜滋阴补肾，填精益髓，可用杞菊地黄丸选加石决明、牡蛎、白芍、首乌等。方中以六味地黄丸滋肾，壮水之主，以水涵木。加枸杞子、菊花、白芍、首乌养肝益血，石决明、牡蛎滋阴潜阳。精髓空虚较甚者，宜加鹿角胶、龟板胶等，以填补精髓。

2. **上气不足**

主证　眩晕而面色苍白，唇甲不华，或食少，便溏，懒言，气少不足以息，动则喘促，心悸，神疲思睡，舌质淡白，脉细弱。

证候分析：气血亏少，不能上荣头部，故眩晕而面色㿠白，唇舌淡白无华。气少则懒言，不足以息，动则喘促。血虚不能养心，故心悸。气生神，气少则神疲。脾虚动化不力，故食少腹胀。脾虚内湿自生，故倦怠思睡，气弱血虚，故脉细而弱。

治疗　宜补益气血，健脾安神，用归脾汤加减。方中以党参、黄芪、炙甘草甘温健脾益气；当归、龙眼肉、酸枣仁养血安神；白术、茯苓健脾去湿。临床上尚可选加首乌、熟地、白芍等养血之药，或加白蒺藜以平肝息风，或用八珍汤，脾虚清气不升者，可用补中益气汤，以益气升阳。

3. **寒水上泛**

主证　眩晕时心下悸动，咳嗽咯痰稀白，腰痛，背冷，肢体不温，精神萎靡，夜尿频而清长,舌质淡白,苔白润,脉沉细弱。

证候分析:肾阳虚,气弱不能温化水液,寒水上泛故眩晕;水液凌心,故心下悸动;咳嗽咯痰稀白,是为寒水泛于上焦;阳虚生外寒,故恶寒、背冷、四肢不温;肾虚精气不足,故精神萎靡;气不化水,故小便清长;舌淡苔白润,为阳虚有水之证;肾阳虚衰,故脉沉细弱。

治疗　宜温壮肾阳,散寒利水,可用真武汤加减。本方以附子辛热,温壮肾阳,生姜散寒,白术、茯苓健脾利水。寒甚者,证见背冷,四肢不温,小便清长,可加川椒、细辛、桂枝、巴戟天等药,以温肌表,散寒湿。

4. 肝阳上扰

主证　眩晕每因情绪波动,心情不舒,烦恼时而加重,可有头痛,兼见口苦咽干,目赤,急躁心烦,胸胁苦满,少寐多梦,舌质红,苔黄,脉弦数。

证候分析:肝气郁结,化火生风,风火上扰则眩晕头痛;火扰心神,故心烦急躁;风火伤津,则口苦咽干;气机不利,故胸胁苦满;肝藏魂,魂不守舍,则少寐梦多;舌红苔黄,脉弦数,均为肝阳上扰之表现。

治疗　宜平肝息风,滋阴潜阳,可用天麻钩藤饮加减。本方以天麻、钩藤、石决明平肝潜阳息风为主,兼以牛膝、杜仲、桑寄生益肾滋阴,治其根本;黄芩、山栀子可以清肝火,使风火不得相并为害。偏于风盛者,可加龙骨、牡蛎以镇肝息风;如偏于火盛者,可加龙胆草,丹皮以清肝泄热;火更盛者,可用龙胆泻肝汤以清泻肝胆之火。

本证肝阳上扰,其象为实,然其本乃属阴虚,且阳亢火盛,每多伤阴,故症状减轻后,可用滋阴潜阳之法,以杞菊地黄丸调理其后。并宜注意调理情志,舒畅心情,以防复发。

5. 痰浊中阻

主证　眩晕而见头额胀重,胸中闷闷不舒,呕恶较甚,痰涎多,心悸,纳呆倦怠,舌苔白腻,脉濡滑或兼弦。

证候分析:痰浊乃阴邪,容易阻遏阳气,使清阳不升,浊阴不降,清窍受之蒙蔽,故眩晕而头额胀重;阳气被阻,滞阻中宫,气机不利,故胸中闷闷不舒,心悸动;痰多故呕逆,痰浊停滞中焦,则纳呆倦怠;苔白腻、脉濡滑为痰浊之征。

治疗

(1) 内治:宜健脾燥湿,涤痰息风,方用半夏白术天麻汤加减。本方即以二陈汤化湿除痰,加白术以健脾,入天麻以息风。湿重者,倍用半夏,加泽泻;有火者,加黄芩、玄参、竹茹、枳实;气虚者加人参、黄芪,并可加入少量炮附子,以温养阳气。

本证虽是因痰致眩,但痰之成,当责于脾,故眩晕症状减轻之后,仍宜以健脾益气除痰之剂以调理,可用陈夏六君子汤加减。

(2) 针灸疗法:以上各种类型眩晕,均可配用针灸疗法,取穴原则大体相同,但手法补泻、用针用灸,有所不同。

1) 针灸:可选用百会、神庭、神门、耳门、内关、申脉、合谷、足三里、丰隆等穴,每次 3～4 穴,中等刺激。如属虚寒,多用艾灸法。

2) 耳针:可选额、心、神门、胃、枕等穴,每次 2～3 穴,强刺激,留针 20 min,或埋针。

3) 穴位注射:可选用上列耳穴 1～2 穴,每穴注射维生素 B_1 0.2 ml,每天 1 次。

【护理及预防】

(1) 平时避免过度疲劳,情志要开朗,生活有规律,以减少复发机会。

（2）发作期间，要卧床休息，注意防止起立时因突然眩晕而倾跌。

（3）卧室应保持极度安静，减少噪音，光线尽量暗些，但空气要流动畅通，不宜过于温暖。

（4）不宜多饮茶水和食过咸饮食。

【参考资料】

（1）《奇症汇》卷一：一少年，患头晕卧床，医作虚治，反致头不能动，动即晕绝。如是数年，唯饮食如故。唐曰，此肝胆有火，因火生痰，动即痰火内动，故遂晕绝，服六黄汤，四剂而愈。

（2）《美尼尔氏症的中医疗法》：五味子三钱　酸枣仁三钱　山药三钱　当归二钱　桂圆肉五钱……笔者连服十多剂，效果的确准确，本来每次发作，任你怎样治疗和休养，非几个月不能恢复，现在在短短两星期内，即告霍然。（摘自《新中医药》1955年3月）

2.2.9 异物入耳

异物入耳，是指外来物体误入耳道而言。历代文献根据进入的物体不同而有不同的称法，如诸物入耳、百虫入耳、飞蛾入耳、蚰蜒入耳等。

【病因病理】

常见的异物有：

（1）动物类异物如蚊、蝇、蚂蚁、水蛭等，偶而飞入或爬入耳道，引起症状。

（2）植物类异物如豆类、果核、稻谷等和非生物类异物如砂石、碎玻璃、断棉签等，多因儿童无知，当嬉戏时将异物塞入耳内或因其他事故，以致异物进入。

若为吸水性异物（豆类、纸团等），因吸水而体积膨胀，或异物损伤耳道肌肤，邪毒乘虚外侵，可致皮肤红肿、焮痛、糜烂。

【诊断要点】

根据病史及局部检查，发现耳道的异物，可以明确诊断。注意与耵聍相鉴别。

【辨证施治】

主证　根据异物形态、性质、大小和所在部位的不同，而有不同的症状，体小无膨胀无刺激性的异物，进入耳中，可无明显症状；形体较大异物阻塞于耳道内，可引起耳鸣，听力障碍和反射性咳嗽等；吸水性异物，遇水则膨胀，刺激和压迫耳道，常可引起耳道红肿、糜烂；动物性异物，由于在耳内爬行、骚动，使患者躁扰不安，引起难以忍受之痛痒或耳鸣，甚至出血或损伤耳膜，引起耳膜穿孔；异物嵌顿于耳道峡部，疼痛较剧；接近耳膜之异物，可压迫耳膜，发生耳鸣、眩晕。

治疗　通过各种方法，将异物取出为原则。

（1）外治：植物性及非生物性异物，用耳钩或耳镊取出，耳钩应顺耳道与异物的空隙或耳道前下方进入，将异物钩出，操作时必须轻悄试探，以免损伤耳道或耳膜；圆球形异物如玻璃球、小珠子等，可用刮匙钩出，切勿用镊子或钳子夹取，以防异物滑入耳道深部，损伤耳膜；质轻而细小异物，可用凡士林或胶粘物质涂于棉签头，将其粘出；细小能移动的异物，可用冲洗法将其冲出。冲洗时不要正对异物冲洗，以免将异物引向深入，遇水膨胀或易起化学变化的异物，以及耳膜有穿孔者，禁用冲洗法。动物类异物，用植物油、酒、姜汁或乙醚、地卡因滴入耳内，待虫死后，再用镊子取出，或用冲洗法。对已泡胀之异物，可搅成小块，分块取出，或先用95％酒精滴入，使其脱水缩小，再行取出。对于躁动不安，不合作之儿童，可考虑在全身麻醉下取出异物。

（2）内治：在取出异物过程，或吸水性异物因膨胀而损伤耳道肌肤致红肿、焮痛、糜烂等症，可内服五味消毒饮。以清热解毒消肿，待局部红肿消退后，再取出异物。

【护理及预防】

发现有异物入耳者，应速到医院治疗，不要自行盲目挖取，以免将异物推向深部或造成损伤。异物取出之后，耳道要保持干燥与干净。要戒除挖耳习惯，教育儿童不能将细小物体放入耳中。野外露宿者，应加强防护。

2.2.10　耵耳

耵耳是指耵聍堵塞耳道引起的疾病。耵聍俗称耳垢、耳屎，乃耳道之正常分泌物，多可自行脱出，不发生堵塞和引起症状。若凝结成核，阻塞耳道致管窍不通，则成耵耳，亦称耵聍栓塞。

【病因病理】

耳中津液结聚，而成耵聍。正常时，耵聍随下颌关节运动，向外排除脱落。若因风热邪毒外犯耳窍，与耵聍结纽，集结成块，阻塞耳道内，以致耳窍不通而为病。《诸病源候论》卷二十九说："耳耵聍者，耳里津液结聚所成，人耳皆有之，轻者不能为患，若加以风热乘之，则结聊成丸核，塞耳也令暴聋。"亦有因耳道狭窄，或有肿物等影响耵聍排出，堆积而成。

【诊断要点】

局部检查发现耵聍堵塞是本病的主要诊断依据。

【辨证施治】

主证　耵核如不完全阻塞耳道者，无明显症状，若耵核较大或当耵核遇水膨胀而致完全阻塞耳道者，则有耳窍闷塞感，听力减退。若压迫耳膜，可引起耳鸣、眩晕症状。耵聍压迫损伤耳道肌肤，可引起耳道肿脓、疼痛、糜烂。检查耳道，可见黑褐色聍核，堵塞耳道，有的质软如蜡，也有坚硬如石者。

证候分析：风热邪毒外侵，与耵聍搏结成核，堵塞耳窍，清窍被堵，故出现耳闭、耳聋、耳鸣、眩晕等症。

压迫耳道肌肤，妨碍血脉流通，邪毒乘隙入侵，遂致肿胀，疼痛，糜烂。

治疗

（1）外治：主要为将耵聍取出。耵聍取出后，则诸症亦随之而愈。如耵核小而松动，可用耳镊、耳钩取出；若耵核大而坚硬，难于取出者，先用无刺激性的香油或白酒或其他植物油、3％皂角液、饱和碳酸氢钠溶液等，滴入耳内，每日 4～5 次，泡浸之，1～2 天后待其软化，再行取出。或用冲洗法，将其冲出。取出后，用黄连膏薄薄涂擦一遍，并注意干净清洁。

（2）内治：若耳道皮肤损伤，红肿、糜烂、掀痛，可内服栀子清肝汤，或龙胆泻肝汤，以清热消肿止痛。

【护理及预防】

戒除挖耳习惯，如自知有耵聍，务需到医院请医生取出，不要自己动手挖耳，以免损伤，或将耵聍推向深部。

3. 鼻　科

3.1　鼻科概述

鼻为气体出入之门户，司嗅觉、助发音，为肺系之所属。头面为诸阳所聚，鼻居面中为阳中之阳，是清阳交会之处。有"明堂"之称，清阳之气从鼻窍出入，故又属"清窍"。在鼻的病因病理和辨证施治上，都要掌握这一特点。

3.1.1　鼻与脏腑经络的关系

鼻通过经络与五脏六腑紧密地联系着，其中与肺、脾、胆、肾的生理病理的关系更为密切。

肺　鼻为肺之外窍。《素问·阴阳应象大论》说"肺主鼻……在窍为鼻"，指出了肺与鼻的关系。鼻在上，下连于喉，直贯于肺，助肺而行呼吸，鼻之所以能知香臭，依赖肺气的通调，故《灵枢·脉度》说："肺气通于鼻，肺和则鼻能知香臭矣。"可见肺与鼻在生理功能上是互相配合，二者相互协调，则肺气宣畅，呼吸平和，鼻窍通利，能知香臭。若肺气虚，或外邪犯肺，可致鼻窍发生病变。《灵枢·本神》说"肺气虚则鼻塞不利"，《外台秘要》卷二十二又说"肺藏为风冷所乘，则鼻气不和，津液壅塞，而为鼻齆"，指出了肺与鼻的病理关系。

脾　脾统血，鼻为血脉多聚之处，鼻的健旺，有赖脾气的滋养，它们之间的生理关系是密切的。当脾有病变时，常影响于鼻窍，《素问·刺热》有"脾热病者，鼻先赤"之说。在临床上常有用鼻来候脾病的，如"脾风鼻黄，脾热鼻赤"，可见脾的生理和病理与鼻是有着紧密关系。

胆　胆为中清之腑，其清气上通于脑。胆之经脉，曲折布于脑后。脑下通于颃，颃之下为鼻。胆之经气平和，则脑、颃、鼻俱得健康。反之，胆经有热，热气循经上行，移于脑而犯于颃和鼻，则可致辛颃鼻渊，如《素问·气厥论》说："胆移热于脑，则辛颃鼻渊，鼻渊者，浊涕下不止也。"临床上，实证、热证的鼻病，多与胆经火热有关。

肾　肾藏精，主纳气，鼻的生理功能健旺，有赖肾之精气供养。鼻为肺窍，是气体出入门户，肺要完成其司呼呼之功能，要依靠肾之纳气作用来协助，肾气充沛，摄纳正常，肺与鼻才得通畅，故它们之间的生理关系是密切的。如肾虚阳气之根不固，则易于发生鼻病，在《素问·宣明五气论》说"五气所病……肾为欠为嚏"，指出了肾脏虚损引起的嚏证。

心　心与鼻赤有一定关系。《难经·四十难》说："心主嗅，故令鼻知香臭。"《素问·五藏别论》说："心肺有病，而鼻为之不利。"可见心与鼻在生理和病理上的关系。

循行于鼻的经脉计有：

足阳明胃经，起于鼻外侧，上行至鼻根部，向下沿鼻外侧进入上齿龈。

手阳明大肠经，其支者左右交叉于人中，分布在鼻孔两侧。

足太阳膀胱经，起于目内眦上额，交于巅顶。

手太阳小肠经，其支者从颊抵鼻旁到内眦。

督脉沿额正中下行到鼻柱至鼻尖端至上唇。

任脉、阳蹻都是直接循经鼻旁。

3.1.2　鼻病的病因病理概述

鼻病的发生和耳病一样,由于外邪入侵,正邪相争,邪盛正虚,造成阴阳失调而为病。致病的外邪,多为风、热、寒、湿。脏腑的病变,多为肺、脾、胆、肾。不同外邪、不同脏腑耗伤,产生不同病理变化。一般来说,实证热证的急性病,多见于肺、胆、脾三经;虚证寒证的慢性病,多见于肺、脾、肾三经,兹归纳分述于下。

1. 邪毒侵袭　邪毒外侵,首先犯肺,外侵邪毒有风热、风寒之不同。风热邪毒侵犯鼻窍,内传于肺,肺经受热,清肃失常,内外邪热交结鼻窍,以致气血滞留,阻滞脉络,出现鼻塞、喷嚏、流涕、鼻内肌膜红肿、头痛、发热恶寒等风热表证。

风寒邪毒侵袭,肺受风寒,郁闭不宣,寒邪凝聚,清窍不利,出现鼻塞、流清涕、鼻内肌膜淡红微肿,并有恶寒发热等风寒表证。

若内外邪毒郁而化火,迫血外溢,血不循经,可致鼻衄。

2. 胆经热盛　胆为中清之腑,性刚强,其病理变化多为火热上亢。若邪热壅盛内犯胆腑,胆腑火热循经上熏,蒸灼鼻窍肌膜,煎熬津液,以致发生鼻病。证见鼻塞、嗅觉减退、流黄稠涕、鼻内肌膜红肿加重、头痛较剧、头胀、目眩、胸闷、耳聋等。

3. 脾胃湿热　脾胃素有蕴热,复为邪毒所伤,失去升清降浊之功,以致湿热内蕴,随经脉上壅鼻窍,蒸灼肌膜而为病。从其病理变化,有偏于热和偏于湿。偏于热者,邪热壅滞血脉,蒸灼肌膜,气血凝聚,证见鼻内肌膜红赤较甚、涕稠黄,或鼻头肌肤红赤、肿胀成脓。偏于湿者,湿热郁蒸,湿毒停滞,鼻内肌膜肿胀较甚、光滑色淡,涕白量多,或鼻窍湿烂潮红等。

4. 肺脏虚弱　肺气不足,不能宣发卫生,输布精气于肌表,故易为邪毒侵袭而不散;或因久病耗伤肺气,宣发与肃降功能失调,以致病后余邪未清,滞留鼻窍,发生各种虚性慢性鼻病。

若肺气虚,则寒邪凝聚,津液内停,出现鼻内肌膜肿胀色淡,阵发性喷嚏、涕清稀。

若肺阴虚,则津液干涸,鼻失濡养,兼以邪毒困结,侵蚀肌膜,以致鼻内肌膜干枯萎缩、结痂。

5. 脾虚湿聚　脾虚则运化功能失健,湿浊滞留停聚鼻窍,出现鼻内肌膜肿胀较甚,鼻塞、涕多,体倦无力等症。若湿浊久郁化火,湿热邪毒上壅鼻窍,则涕多而粘、鼻内肌膜肿胀而红。

若脾气虚弱,脾不统血,血不循经,则可引起鼻衄。量多色淡,或渗渗而出。

6. 肾元亏损　肾元亏则气之根不固,摄纳无权,精气不能输布,鼻之功能失调,易为邪毒所犯。当风寒侵犯,阻滞气道,气不宣畅,津液停聚,以致鼻内肌膜肿胀色淡,喷嚏流清涕。

若阴精亏损,水不济火,虚火作祟,伤及鼻之脉络,可见鼻血色淡,时出时止。

3.1.3　鼻病的辨证要点

鼻病的辨证,同耳科一样,也是通过望、闻、问、切四诊,把局部和全身证候结合起来,辨其寒、热、虚、实、表、里、阴、阳,属何脏腑经络病变,及何邪所犯,以此作为依据进行施治,兹将鼻塞、鼻涕、鼻衄、嗅觉异常、头痛等几个主要症状分述于下。

1. 辨鼻塞

(1)鼻塞初起,鼻内肌膜红肿,流涕色黄,并见全身恶寒轻、发热重、头痛、脉浮数,此为风热外邪侵袭。

（2）鼻塞初起，鼻内肌膜淡白水肿，流清涕，并见恶寒重、发热轻、头痛、脉浮紧，此为风寒外邪侵袭。

（3）鼻塞已久，时重时轻，鼻内肌膜肿胀而色淡，多为肺气虚寒或脾气虚弱之证。

（4）鼻塞持续不减，鼻内肌膜肿胀暗红，鼻甲凹凸不平，多为气血凝滞所致。

（5）阵发性鼻塞，鼻痒，喷嚏频作，流涕清稀，肌膜苍白，为肺气虚或肾阳虚寒邪凝聚。

（6）间歇鼻塞，肌膜红肿较甚，流涕稠黄，量多，口苦咽干，为胆经火热。

（7）鼻有堵塞感，或干痛，肌膜干燥萎缩，涕痂积留，为肺虚或脾虚，津液干枯，邪蚀肌膜，肌膜失养而致。

2. 辨鼻涕

（1）鼻涕多而清稀，新病者多为风寒之邪侵犯。久病多属肺脾气虚，或肾阳虚。

（2）鼻涕稠黄，多为胆经火热上蒸，涕黄量多，多为胆脾二经湿热熏蒸。

（3）涕白稠粘量多，多属脾虚不运，痰浊上渍。

（4）久病涕黄绿，胶结成块，或有臭气，多为肺脾虚损，虚火燔灼，邪毒滞留。

3. 辨鼻衄

（1）血色鲜红量少，点滴而出，多为风热之邪壅滞鼻窍。

（2）血色鲜红而量多，多为胃腑热盛，或肝阳亢盛，灼伤血脉的实热证。

（3）血色淡红量不多，时出时止，多为肝肾阴虚，虚火上炎，或因脾气虚，脾不摄血。

（4）夜间鼻衄，多为虚证。

4. 辨嗅觉异常

（1）鼻病初起，鼻塞不闻香臭，鼻内肌膜红肿，多属风热邪毒壅盛之证。

（2）鼻内肌膜淡白肿胀，嗅觉迟钝，多属脾肺气虚之证。

（3）不闻香臭，而鼻内有臭气，是为肺脾虚损，邪犯肌膜，肌膜萎缩之证。

（4）鼻塞不闻香臭，鼻内肌膜肿胀，其色暗红，多为邪滞脉络，气血凝滞。

（5）嗅觉失灵，鼻内有肿物堵塞多为湿浊上结，脉络被阻，气血凝滞而致。

5. 辨头痛

（1）头痛初起，鼻塞、流涕、为外感风邪。

（2）头痛剧烈，鼻塞，涕稠黄，鼻内肌膜红肿甚，多为胆经热盛。

（3）头痛、头昏、头胀、涕黄量多，持续鼻塞，为脾经有热，湿热上蒸。

（4）鼻病已久，头痛绵绵，过劳则甚，或健忘、失眠、梦多，为气血亏虚。

3.1.4　鼻病的治疗概要

鼻病的治疗方法很多，根据不同脏腑的病理变化和症状表现，分别采用各种不同治疗方法。

1. 内治法

（1）芳香通窍：用轻清芳香通散药物，祛散壅阻鼻窍之邪，以通利清窍。常用方剂如苍耳子散，药物如苍耳子、辛夷花、石菖蒲、藿香、杭菊花、白芷、薄荷等。鼻病多属邪毒滞留清窍，在各种治法中，多以本法配合使用。

（2）疏风解表：用于鼻病初起，邪在卫表。用辛散解表药物，使邪从表解。如属风热之邪，用辛凉解表。方剂如银翘散，药物如杭菊花、连翘、桑叶、牛蒡子、蔓荆子等。如风寒，用辛温解表。方剂如荆防败毒散,药物如荆芥、防风、生姜、苏叶、葱白、香薷等。

(3) 清热解毒:用于火热邪毒壅盛,鼻窍肌膜红肿较甚,或肿甚成脓,疼痛较剧。用寒凉药物,清里热,解邪毒。常用方剂如黄连解毒汤,药物如金银花、连翘、地丁、蒲公英、栀子、龙胆草。病初起,邪在表,常与疏风解表药同用。

(4) 清热利湿:用于湿热之邪上蒸鼻窍,出现鼻塞、肌膜肿胀,涕多稠黄之症。以甘淡渗湿和清热药物,清利湿热邪毒。常用方剂如加味四苓散。药物如车前子、泽泻、木通、冬瓜仁等。

(5) 行气活血:用于气血滞留、经络壅塞的鼻病,证见鼻内肌膜肿胀而硬实、紫赤凹凸不平、持续鼻塞。用行气通络、活血祛瘀药物以达消肿散结的目的。常用方剂如当归芍药汤,药物如桃仁、红花、泽兰、路路通、香附等。

(6) 温肺补脾:用于肺脾气虚而致的鼻病,证见鼻内肌膜苍白、喷嚏、流清涕。若以肺气虚为主,伴有声音低弱、短气自汗等,宜温补肺气驱散寒邪,用温肺止流丹。若以脾虚为主,面色㿠白、怕冷、神疲倦怠、小便清白、大便溏泄等,宜健脾补气温中散寒,用四君子汤加附子、川芎、黄芪等。

(7) 滋补肾阴:用于肾阴不足的慢性鼻病,证见鼻内肌膜微红或干燥萎缩、涕痂成块或涕稀、嗅觉减退、头晕、腰痠、耳鸣、耳聋或鼻衄等,宜滋养肾阴,常用方如六味地黄汤,药物如熟地黄、淮山药、丹皮、山萸肉、女贞子、菟丝子、枸杞子、五味子、桑椹子等。

(8) 补益托毒:用于涕脓经久不止的虚性鼻病,如鼻渊的脓涕多,鼻塞头胀,用补益气血和排脓解毒的药物,以扶助正气,托毒外出,方如托里消毒散。

以上八法,从临床实际出发,互相配合,灵活运用。

2. 外治法

(1) 吹药:将药粉吹入鼻腔,达到治疗目的。有以疏风清热通窍为主的,如冰连散,治疗风热邪毒侵犯的鼻病;有以祛风散寒通窍为主的,如碧云散,治疗风寒而致的虚性鼻病。治疗时,用喷粉器或纸筒将药粉轻轻吹入鼻腔,每天 3～4 次。吹药时,暂停呼吸,以免将药粉喷出或吸入咽喉,引起咳嗽。

(2) 滴鼻:将药物制成药液,滴入鼻内。有以辛散风邪通窍为主的,如滴鼻灵、葱白滴鼻液,用以治疗外邪而致的鼻内肌膜红肿,鼻塞流涕;有以扶正祛邪、滋润肌膜为主的,如苁蓉滴鼻液、生蜂蜜等,用以治疗慢性虚性鼻病。

(3) 外敷:将药物敷于患部,起到直接治疗作用。如鼻头红赤或鼻孔糜烂,用清热解毒消肿药物涂敷,常用的有四黄散、紫金锭等;又如鼻息肉,用干枯收敛、除湿消肿药物涂敷,常用的如明矾散、硇砂散。

(4) 蒸气吸入:根据病情,选用合适的药物,加水煎煮,用鼻吸入药液蒸气,以达到治疗目的,如鼻塞不闻香臭等,用芳香通窍的药物,如苍耳子散。

3. 针灸疗法

本法因有解除表邪,疏通经络作用,对急、慢性鼻病有一定疗效,多与其他疗法配合使用。

(1) 针刺:常用穴有迎香、禾髎、合谷、印堂、上星、列缺,每次选 2～3 穴,捻转,中强度刺激,以达到疏风、清热、通窍作用。头痛多配用太阳、风池、攒竹、解溪等穴。

(2) 悬灸:用于治疗虚寒性鼻病,如悬灸迎香、印堂、百会等穴。

（3）耳针：常选用的有内鼻、额、肺等，捻转留针20～30 min，或埋针1星期。

（4）穴位注射：可于上述针刺穴位中选1～2穴，根据病情，注入不同药液，如属热性病，注入鱼腥草液、红花液等；如属虚性病，注入当归、川芎、维生素B_1等注射液，每次每穴注入0.2～0.5 ml。

（5）埋线：用于虚性鼻病，如鼻内肌膜萎缩性病变（操作方法见"鼻槁"）。

4. 按摩

用于经常鼻塞、流涕，或多喷嚏等。先将双手鱼际互相摩擦至发热，然后以双手鱼际按于鼻两侧，沿鼻根至迎香，往返摩擦至局部有热感为止。此后再由攒竹向太阳穴推，至局部有热。每天2～3次。亦有常用两手中指于鼻梁两边擦20～30次，令表里俱热。通过鼻部按摩，使面部经络疏通、气血畅流、邪气得以宣泄。

3.2　鼻科疾病

3.2.1　鼻疔

鼻疔是指发生在鼻尖、鼻翼及鼻前庭部位的疔疮疖肿。其形小根硬状若钉盖、顶有脓点如椒目，《外科证治全书》卷四曰："疔疮者，言其疮形如钉盖之状也。"本病一般数日内自行破溃，排出脓点而愈。若因邪毒壅盛，或处理不当可转为疔疮走黄的重证。

中医文献关于鼻疔的病因及症状记载很多。如《医宗金鉴·外科心法要诀》说："鼻疔生在鼻孔内，鼻窍肿塞、胀痛引脑门，甚则唇腮俱作浮肿，由肺经火毒拧结而成。"

【病因病理】

本病多因挖鼻、拔鼻毛等损伤肌肤，风热邪毒乘机外袭，内犯于肺脏，内外邪毒壅聚鼻窍，熏蒸肌肤而致。

或因恣食膏粱厚味，辛辣炙煿之物，以致火毒结聚，循经上犯鼻窍而生。《素问·生气通天论》曰："膏粱之变，足生大疔。"

头为诸阳之首，鼻为血脉多聚之处，其脉络内通于脑。若火毒势猛，正气虚衰，或早期失治、误治，或妄行挤压，则会导致邪毒走散，人犯营血，内陷心包而成走黄之证。

【诊断要点】

根据本病鼻部局限性红肿疼痛，形小根紧，坚硬如钉，顶有黄白色小脓点等特点，可以确诊。但应注意与鼻疳相鉴别，鼻疳病变范围较广，表现为鼻孔处皮肤潮红、糜烂、流水、结痂等，故较容易鉴别。

【辨证施治】

主证　初起表现为外鼻部局限性焮红，或麻或痒，继则渐次隆起，如粟粒，渐长如椒目，焮热微痛，根脚坚硬，有若钉钉之状。3～5天后，疮顶现黄色脓点，顶高根软，多自溃脓出，肿消而愈。一般全身症状不显，或伴头痛、憎寒、壮热、全身不适、舌质红、苔白或黄、脉数。

若热毒壅盛内陷，见疮头紫暗、顶陷无脓、根脚散漫、鼻肿如瓶、两目合缝、头痛如劈，并有高热、烦躁、呕恶、神昏谵语、发痉发厥、口渴便秘、舌红绛、苔厚黄燥、脉象洪数者，为走黄逆证。《疮疡经验全书》卷二说："疔疮初生时，红软温和，忽然顶陷黑，谓之走癀，此症危矣。"

证候分析：火热邪毒，袭滞于鼻，蒸灼肌肤，气血凝滞，聚集不散而成疔疮。故见局部红肿如粟如椒，焮热疼痛。热毒久聚肌肤被灼腐成脓，《灵枢·痈疽》说："大热不止，热胜，则肉腐、肉腐则为脓。"脓自溃，肿消而自愈。此乃鼻疔常见之顺证。热毒壅盛，正邪相搏，故证见憎寒壮热。由于邪毒上扰,内困清窍而不泄,清阳受阻而不达,故头痛。

若火毒势猛,正不胜邪,导致邪毒内陷,则证见鼻肿如瓶、目胞合缝。继而毒入营血,犯及心包,则见神昏谵语、烦躁呕恶。舌质红绛、苔厚黄燥、脉洪数,为热盛之证。由于正气虚衰,不能托毒外出,反陷入里,故见疮头紫暗、顶陷无脓,此乃鼻疔逆证。

治疗

(1)内治:宜疏风清热,解毒消肿,选用五味消毒饮。方中金银花、野菊花、青天葵清热解毒,蒲公英、紫地丁苦寒泄热消肿。若疼痛较甚者,加归尾、赤芍、丹皮以助活血止痛。若脓成不溃者,加穿山甲、皂角刺,以助消肿溃脓。若有恶寒、发热,配入连翘、荆芥、防风以疏风解表。若病情严重,可选用黄连解毒汤加桑白皮、生石膏、天花粉。成药可服牛黄解毒丸。

邪毒炽盛,内陷营血,出现走黄,治宜泄热解毒,清营凉血,可用黄连解毒汤如犀角地黄汤。二方合用,以苦寒泄热、凉血解毒,并服六神丸,每次 10 粒,每天 3 次。如病情发展加重,出现神昏谵语,加服安宫牛黄丸或紫雪丹,以清心开窍,镇痉息风。若病程日久,气阴耗伤、脉象虚弱者,宜生脉散,以补益气阴。

草药:可用野菊花、羊蹄草、犁头草、凉粉草各 30～60 g,水煎服。亦可用翻白草、鬼针草、地丁各 30 g,水煎服,以清热解毒,消肿透脓。

(2)外治:

1)以内服中药渣再煎,以药液热敷患处。

2)玉露膏、金黄膏涂敷患部,或紫金锭、四黄散调水涂敷。

3)选用野菊花、芙蓉花叶、苦地胆、鱼腥草等捣烂外敷。

4)脓成顶软者,局部消毒后用尖刀片挑破脓头(以脓出为限),忌将疮顶切开过多,以免导致脓毒走散。

【护理及预防】

(1)禁忌一切挤压、触碰、挑刺、灸法及早期切开引流,以免诸经火毒相搏,脓毒扩散,入侵营血,内犯心包。

(2)忌食辛辣炙煿及腥荤发物,多吃蔬菜,多饮水。

(3)戒除挖鼻及扯鼻毛之坏习惯,根治鼻病,保持鼻前部清洁,提高机体抗病能力。

【参考资料】

《赵炳南临床经验集》:关×,男,34 岁。主诉:右侧鼻孔生疮红肿伴有发热八天余。现病史:患者于八天前右侧鼻孔生疮,日渐增大,局部红肿,恶寒发热,恶心,大便秘结,口渴心烦,经服西药后未能控制,局部脓头欲破溃。检查:右侧鼻前庭红肿,中心有一脓头,周围漫肿约 2 cm×2 cm 大小,体温 38.7℃。脉象细数,舌苔薄黄,舌质稍红。诊为鼻前庭疖肿。证属肺热不宣,火毒凝结,(白刃疔)。治以清肺经热,解毒消肿。药用连翘五钱,公英五钱,金银花五钱,野菊花三钱,黄芩三钱,瓜蒌一两,生地五钱,甘草二钱。煎服六剂,疗疮已基本痊愈。用牛黄清心丸,早晚一丸;梅花点舌丹,晚服二粒,以解余毒,十天后复诊,诸病皆愈。

按:白刃疔多生于鼻孔前,属于肺经毒火。故方中除常用的清热解毒剂外,另加瓜蒌,因其入肺、胃、大肠,又佐以黄芩、功能清肺热而润燥,解毒散结,为治疗本例之特点。

3.2.2　鼻疳

鼻疳又名鼻疮,鼻䘌疮,是指鼻前孔附近皮肤红肿、糜烂、结痂、灼痒,有经久不愈、反复发作的特点。《医宗金鉴·外科心法要诀》说:“鼻疳者,因疳热攻肺而成,盖鼻为肺窍,故发时鼻塞赤痒疼痛,浸淫溃烂,下连唇际成疮,咳嗽气促,毛发焦枯也。"又说:"鼻䗫疮多小儿生,鼻下两旁斑斓形,总由风热客于肺,脓汁浸淫痒不痛。""鼻疮生于鼻窍内,初觉干燥疼痛,状如粟粒,甚者鼻外色红微肿,痛似火炙,由肺经壅热,上攻鼻窍聚而不散,致成此疮。"相当于鼻前庭炎。

至于《外科真诠》所言"鼻疳初起,鼻梁低陷,久则臭烂穿溃,水从孔出,乃杨梅结毒所致"者,非本病范畴,不在本节论述。

【病因病理】

1. **肺经蕴热,邪毒外袭**　肺经素有蕴热,又因起居不慎,复受风热邪毒所袭,或因鼻前孔附近皮肤受损伤,或鼻疾脓涕经常浸渍,邪毒乘机侵袭,外邪引动肺热,风助热势,上灼鼻窍,熏蒸肌肤而为病。

2. **脾胃失调,湿热郁蒸**　饮食不节,脾胃失和,运化失调,以致湿浊内停,郁而化热,湿热循经上犯,熏蒸鼻之肌肤而发。小儿因脾胃气弱,肌肤娇嫩,易积食化热,疳热上攻,熏灼肌肤而致病,故尤为多见。《医宗金鉴·外科心法要诀》说:"鼻疳者,因疳热攻肺而成。"《病源辞典》也说:"由乳食不调,上焦壅滞,疳虫上蚀所致。"

【诊断要点】

鼻前孔处皮肤漫肿、潮红、溃烂、浸淫流水,积结痂块,灼热痒痛为本病的主要特征,据此可以确诊。

【辨证施治】

1. **肺经蕴热,邪毒外袭**

主证　初起鼻前孔灼热干燋、微痒微痛,皮肤出现粟粒状小丘,继而表浅糜烂、溢出少许黄色脂水或结有黄痂皮,周围皮肤潮红,甚至皲裂,久则鼻毛脱落,全身一般无明显症状。偶有头痛、发热、便秘,舌质红、苔黄,脉数。小儿可见啼哭躁扰,搔抓鼻部,以致血水淋漓。

证候分析:肺经蕴热,风热外袭,瘀滞于鼻,熏灼鼻孔处肌肤,则出现粟粒状小丘、微红。热盛则肿而痛、灼热干燋、结痂。热毒腐灼肌肤溃破,则糜烂溢出脂水,风盛则痒而燥裂。风热湿邪久郁,肌肤受伤,则皲裂甚而鼻毛脱落。

治疗

(1) 内治:宜清热泻肺,疏风解毒,可选用黄芩汤加减。方中以黄芩、栀子、桑白皮、甘草清肺热而解毒,连翘、薄荷疏散风热外邪,取桔梗的升提入肺、载药直达病处。若燋热痛甚者,加黄连、丹皮以助清热毒凉血止痛之力,亦可选用银翘散合泻白散加减。

(2) 外治:

1) 用内服中药渣再煎,湿热敷局部。

2) 用漆大姑、苦楝树叶、桉树叶各 30 g 煎水洗患处。

3) 黄连膏、玉露膏外涂,以润燥止痛,消肿解毒。

4) 杏仁捣烂,人乳调敷患处。或用桃叶嫩心,捣烂外敷。

5) 灼热燋痛者,可用辰砂定痛散,以生地汁或麻油调涂患处,以清热止痛。

2. **脾胃失调,湿热郁蒸**

主证　鼻前孔肌肤糜烂、潮红燋肿,常溢脂水或结黄浊厚痂,痒痛,偶见皲裂出血,甚者可侵及鼻翼及口唇,鼻窍不通,言谈不爽。鼻毛脱落,病情经久不愈或反复发作。小儿可兼有腹胀,大便溏薄,啼哭易怒,舌苔厚黄腻,脉滑数。

证候分析:脾胃失调,湿浊内生,蕴而生热,湿热循经上蒸,壅结鼻窍,腐蚀肌肤,则鼻窍肌肤糜烂潮红,湿浊不清,则脂液溢出,积成黄浊厚痂。湿热久蒸,灼伤脉络,肌肤失养则皲裂出血,鼻毛脱落。因糜烂、红肿、脂出结成痂块,以致鼻窍通气不畅,言谈不爽。湿性粘滞不易速去,湿热蕴伏不散,故病情缠绵,或反复发作。小儿脏腑娇嫩,易因脾虚湿滞久郁而出现食少、腹胀,大便溏薄等症。苔黄腻、脉滑数皆为脾有湿滞之证。

治疗

(1) 内治:宜清热燥湿,解毒和中,可选用萆薢渗湿汤加减、方中以黄柏、萆薢、滑石、泽泻、通草清热去湿而解毒,茯苓、薏苡仁除湿和中,丹皮清热凉血。若湿热壅盛者,加黄连、苦参、土茯苓以助清热燥湿之力;痒甚者,加荆芥、防风、白藓皮、地肤子以祛风除湿止痒;病情缠绵,反复发作者,加黄芪、白术、金银花以扶正解毒。小儿脾弱,腹胀便溏者,合用参苓白术散以健脾消积除湿;虫积者,加使君子、槟榔、榧子以祛虫解毒。

(2) 外治:

1) 参考"肺经蕴热,邪毒外袭"型。

2) 湿盛黄脂多者,可用明矾 3 g、生甘草 10 g 煎水洗涤,以清洁、消毒、敛水。

3) 湿热盛,红肿、糜烂、脂水多,可用青蛤散调涂患处。方中以青黛、石膏、黄柏清热解毒,轻粉、蛤粉收敛去湿。

4) 苦参、枯矾各 15 g,研末,生地黄汁适量,调匀涂敷,有清热燥湿敛疮止痒之功。

5) 糜烂久不愈者,用瓦松适量,烧灰存性,研末,撒布患处,以燥湿敛疮。

【护理及预防】

(1) 应劝告病人不可因痒或结痂而用手指挖鼻,有结痂者要待其自脱,以免加重病情延长病程。

(2) 忌食辛辣炙煿及腥荤发物等。对于小儿尤应注意调节饮食。

【参考资料】

(1)《外科启玄》卷八:鼻疳:鼻为肺之窍,凡鼻孔有疳疮,即肺中有湿热。治宜除肺中湿热,外以搽药。若不早治,恐蚀其鼻内关窍,令人言语不明。即用儿茶五钱、雄黄一钱、轻粉一钱、冰片一分,共研末吹入孔内,如臭加锅黑五分效。

(2)《外科证治全书》卷二:鼻疮:生鼻腔内,状如粟米,初觉干燥疼痛,甚则鼻外色红微肿,痛似火灸,乃肺经壅热上攻。内用黄芩汤清之,外用辰砂定痛散搽鼻内,如干燥者,以麻油频润之。

鼻䘌疮:多生小儿鼻翅两旁,色紫斑烂,脓汁浸淫,痒而不痛,乃肺经风热。内服泽泻散,外搽青蛤散即愈。

3.2.3　伤风鼻塞

伤风鼻塞是由于外感风邪引起。主要症状为鼻窍不通、流涕、喷嚏,甚至不闻香臭。本病四时均可发生,尤以冬春两季为多,病程较短,一般数日可愈。由于所感之邪毒有别,及侵犯之途径不同,故有风寒、风热之分。对伤风所致鼻塞,古代文献,早有认识,但单独立病,专论的较少,多散载于伤风、嚏、流涕、窒塞等病证范畴内。相当于急性鼻炎。

【病因病理】

本病多发于气候多变,寒热不调,或生活起居失慎,过度疲劳,致使正气虚弱,肺卫不固,风邪乘虚侵袭而致病。因风邪为百病之长,常挟寒、挟热之邪侵袭人体,故本病入侵邪毒有风寒、风热之分。

1. 外感风寒　肺开窍于鼻,外合皮毛,若腠理疏松,卫气不固,风寒邪毒乘机外袭,皮毛受邪,内犯于肺,肺为寒邪所遏,清肃失常,邪毒上聚鼻窍。

2. 外感风热　肺司呼吸,肺卫不固,风热之邪,从口鼻而入,风热上侵,首先犯肺,或风寒之邪久郁化热犯肺,以致肺失清肃,治节失常,肺气不宣,邪毒停聚鼻窍。

【诊断要点】

本病主要表现为鼻塞、流涕、喷嚏、恶风发热,鼻内肌膜淡红或鲜红而肿,起病较急,病程较短。根据这些特点,诊断一般不难。

【辨证施治】

1. 外感风寒

主证　鼻粘膜肿胀淡红,鼻塞较重,喷嚏频作,涕多而清稀,讲话鼻音重,头痛,恶寒,发热轻,口淡不渴,舌质淡,苔薄白,脉象浮紧。

证候分析:风寒邪毒外侵,肺气失宣,寒郁气道,鼻窍不利,故鼻内肌膜肿胀淡红,鼻塞声重,即《医学正传》卷五所曰"寒邪伤于皮毛,气不利而壅塞"之候。寒邪束于表,阳气不宣,故喷嚏频作,寒凝津停,津气不行,故涕多而清稀。寒为阴邪,阳气不宣,故恶寒重发热轻、头痛、口不渴等。脉浮紧、舌苔薄白,此为风寒外束之证。

治疗

(1) 内治:宜辛温通窍,疏散风寒,用通窍汤加减。方中以麻黄、防风、羌活、藁本、川芎、白芷、细辛辛温解表,疏散风寒,通透鼻窍,佐以升麻、葛根辛甘发散,解表升阳,苍术发汗行湿助阳,甘草调和诸药。川椒大热,不利表散,故可去而不用。亦可选用葱豉汤加白芷、藿香等。

草药:可用葱白根适量煎服,以发汗解表通窍。或用苍耳草、路路通、山白芷等各 30 g 水煎服,以辛散客于肺之寒邪。

(2) 外治:

1) 以疏风通窍为主,可用滴鼻灵,葱白滴鼻液滴鼻。或用 1‰麻黄素滴鼻,每次 1～2 滴,每天 3～4 次。以疏风通窍。

2) 辛夷花适量,研末,每用少许吹鼻中,以通透鼻窍。

(3) 针灸疗法:鼻塞者,选用迎香、印堂穴。头痛选用合谷、太阳、风池等穴。强刺激,留针 10～15 min。鼻塞清涕多者,取迎香、上星穴,悬灸至局部发热为度,以散寒通窍除涕。

2. 外感风热

主证　鼻内肌膜红肿,鼻塞时轻时重,鼻痒气热,喷嚏,涕黄稠,发热,恶风,头痛,咽痛,咳嗽,咯痰不爽,口渴喜饮,舌质红,苔白或微黄,脉浮数。

证候分析:风热上犯,壅滞鼻窍,故肌膜红肿、鼻塞气热。邪热伤津则涕黄稠口渴。邪热犯肺,肺失清肃,故有咳嗽、咯痰不爽、咽痛、喷嚏。热蒸于表,则见身热恶风、头痛。舌质红、苔微黄、脉浮数,为风热在表之证。

治疗

(1) 内治:宜辛凉通窍,疏风清热,可用银翘散、桑菊饮之类加减。头痛较甚,加蔓荆子、藁本;咳嗽痰多加前胡、瓜蒌;咽喉痛者加牛蒡子、玄参、射干、山豆根等。

草药:可用桉树叶、黄皮叶等适量煎水服,使邪热从表解。或用浮萍、西河柳各 15 g,水煎服,以发汗解表。

（2）外治：用滴鼻灵滴鼻，以通透鼻窍。或用柴胡注射液滴鼻，每次 1～2 滴，每天 2～3 次，以退热解表。

（3）针刺疗法：参考"外感风寒"型，单用针刺，不用艾灸。

【护理及预防】

（1）适当休息，增加营养，多饮开水，食用容易消化食物。

（2）鼻塞时，不可强行擤鼻，以防邪毒窜入耳窍，致发耳疾。

（3）积极及时治疗，防止表邪入里，或变生它疾，或转为鼻窒，迁延难愈。

（4）加强锻炼，适当的户外运动，增强机体的抵抗力。

（5）在冬春易发季节，可用姜糖大枣汤（生姜 9 g、大枣 9 g、红糖 72 g）或贯众 30 g，水煎服，以达预防目的。

【参考资料】

《续名医类案》卷十七：张子和治常仲明常于炎暑时风快处，披露肌肤，为风所贼。三日鼻塞，虽坐于暖处少通，终不大解，使服通圣散，入生姜、葱根、豆豉同煎，三两服大发汗，鼻立通矣，此由伤风而得。

3.2.4 鼻窒

鼻塞时轻时重，或双侧鼻窍交替堵塞，反复发生，经久不愈，甚至嗅觉失灵者，称为鼻窒，是一种比较常见的慢性鼻病。

鼻窒一名，首见于《素问·五常政大论》，曰："大暑以行，咳嚏，鼽衄、鼻窒。"《刘河间医学六书·素问玄机原病式》卷一说："鼻窒，窒塞也。"又说："但侧卧上窍通利，而下窍闭塞。"指出了鼻窒的主要症状特点。

但历代文献有将鼻窒与伤风鼻塞相提并论，互为不分。本节系指慢性鼻塞而言，相当于慢性鼻炎。

【病因病理】

1. 肺脾气虚，邪滞鼻窍　肺开窍于鼻，肺和则鼻窍通利，嗅觉灵敏，若肺气不足，卫阳不固，则易受邪毒侵袭，失去清肃功能，以致邪滞鼻窍，或饥饱劳倦，损伤脾胃，脾气虚弱，运化不健，失去升清降浊之职，湿浊滞留鼻窍，壅阻脉络，气血运行不畅而致鼻窍窒塞。

2. 邪毒久留，气滞血瘀　体虚之人，正不胜邪，外邪时犯鼻窍，邪毒久留不去，阻于脉络，遏滞气血，以致气滞血瘀，鼻窒加重。

【诊断要点】

鼻塞日久，可呈间歇性及交替性为特点，病情较重可呈持续性。鼻内肌膜肿胀，甚至鼻甲硬实不消，凹凸不平，但鼻腔内无新生物堵塞，根据其病史、症状及检查，诊断一般不难。

【辨证施治】

鼻塞是本病的主要症状，一般来说，鼻塞时轻时重，肌膜肿胀淡红，多属肺脾气虚，邪毒滞留；鼻塞持续无间，肌膜肿胀暗红，多属气血瘀阻。

1. 肺脾气虚，邪滞鼻窍

主证　交替性鼻塞，或鼻塞时重时轻，流稀涕，遇寒时症状加重，头部微胀不适。检查见鼻内肌膜肿胀色淡，对滴鼻灵、麻黄素类滴鼻液较敏感。

全身辨证可分肺气虚及脾气虚。肺气虚，证见咳嗽痰稀气短，面色㿠白，舌质淡红，苔白薄，脉缓或浮无力。脾气虚，证见食欲欠佳，大便时溏，体倦乏力，舌质淡，苔白或稍厚，脉缓弱。亦有全身症状不明显者。

证候分析:肺脾气虚,卫气不固,邪滞鼻窍,故有鼻塞。阴阳相对,阳气偏盛时则症状轻,阴气盛时症状重,故鼻塞时轻时重,侧卧上窍通,下窍塞,证属虚寒,故鼻内肌膜肿胀色淡,流涕清稀;因于肺脾气虚,卫阳不固,不能抵御外寒,故遇寒时症状加重。肺气不足则气短。肺不布津,聚而生痰;肺气上逆,则咳嗽。气虚则面色㿠白。舌淡红、苔薄白、脉缓或浮无力,均为气虚之证。脾虚,运化失常,则食欲欠佳,大便时溏。脾气虚弱,故体倦乏力,舌质淡,苔白或稍厚,脉缓弱。

治疗

(1)内治:宜补益肺脾,通散鼻窍。若证见以肺气虚为主者,宜补肺益气、祛风散寒为主,可选用温肺止流丹加五味子、白术、黄芪等。方中以细辛、荆芥疏散风寒,人参、甘草、诃子补肺敛气,桔梗、鱼脑石散结除涕,加用五味子、白术、黄芪以补气散寒。或用参苏饮加减。

若以脾气虚为主者,宜健脾渗湿,祛风通窍,可选用参苓白术散加石菖蒲、苍耳子、藿香等。方中以党参、茯苓、白术补脾胃之气,淮山药、炒扁豆、莲子、薏苡仁健脾渗湿,助以石菖蒲、苍耳子、陈皮祛风行气通窍。

草药:用棉根 20 g,丝瓜藤、辛夷花各 10 g,水煎服或研末冲服,每次 10 g,每日 2 次,以益气通络透窍。或可用五爪龙、千斤拔、岗稔根、山白芷、豆豉姜等煎水服,以温补祛寒。

(2)外治:可用辛温通窍,祛见散寒的药物。

1)碧去散或鱼脑石散吹鼻,每天 3～4 次。

2)鹅不食草(95%)、樟脑(5%),研末和匀,瓶装密封,用时以薄绢包裹药末少许塞鼻,每天换药一次。

3)以荜茇、大白南星研末,炒热包裹,温熨囟前。

(3)针灸疗法:

1)针刺:取迎香、合谷、上星穴。头痛配风池、太阳、印堂、中等刺激,留针 15 min,每日或隔日 1 次。

2)艾灸:取穴人中、迎香、风府、百会,肺气虚者配肺俞、太渊,脾虚者配脾俞、胃俞、足三里。灸至局部发热为度,隔日 1 次。

(4)其他:毛冬青液注射下鼻甲,按常规表麻后,取毛冬青液 2 ml,进行下甲注射,每两天 1 次。3 次为一疗程。(下鼻甲注射法见附篇)

2. 邪毒久留、气滞血瘀

主证　鼻甲肿实色暗,呈桑椹样,鼻塞无歇,涕多或黄稠,或粘白,嗅觉迟钝,语言不畅,咳嗽多痰、耳鸣不聪,舌质红或有瘀点,脉弦细(彩图 6)。

证候分析:若邪毒久留不去,滞于鼻窍,致使气血瘀滞,故鼻甲肿实暗红,呈桑椹样。湿浊停留于鼻窍,内犯于肺,故多涕,或有咳嗽,多痰。邪浊蒙蔽清窍,则致耳鸣不聪。

治疗

(1)内治:宜调和气血,行滞化瘀,可选用当归芍药汤加减。方中以当归、白术、茯苓调和气血,赤芍、川芎、郁金、姜黄行气去瘀,辛夷花、苍耳子、泽泻祛风通窍利湿。或用通窍活血汤加细辛、木通、辛夷花等。头痛者加白芷、藁本,咳嗽痰多者,加桔梗、杏仁等。

(2)外治:参考"肺脾气虚,邪滞鼻窍"型。

(3)针灸疗法:参考"肺脾气虚,邪滞鼻窍"型。

(4) 其他:参考"肺脾气虚,邪滞鼻窍"型。

【护理及预防】

(1) 锻炼身体,增强体质,避免受风受凉,积极防治伤风鼻塞。

(2) 戒除烟酒,注意饮食卫生和环境保护,避免粉尘长期刺激。

(3) 避免局部长期使用血管收缩类西药滴鼻,鼻塞重时,不可强行擤鼻,以免邪毒入耳。

【参考资料】

(1)《续名医类案》卷十七:孙氏姑,鼻不闻香臭有年矣,后因他病,友人缪仲淳为处方,每服用桑皮至七八钱,服久而鼻塞忽然通矣。

(2)《鼻炎灵治疗 360 例鼻炎的介绍》:苍耳子、白芷、辛夷各 60 g,冰片粉 6 g,薄荷霜 5 g,芝麻油 500 ml,液状石蜡 1 000 ml。制法:将苍、芷、辛、油同放锅内,浸泡 24 h,加热,待药呈黑黄色捞出,再下冰片,薄荷霜,液状石蜡,搅匀,冷却后过滤,分装入滴瓶内备用。用法:滴鼻,每次 1~2 滴,日 1~2 次。作用:疏风祛湿,芳香透窍,清热消肿,活血止痛,收缩息肉等。适应于鼻粘膜充血,或干燥萎缩,鼻塞流涕,嗅觉失灵等。共治疗 360 例患者,其中男 183 例,女 177 例。慢性鼻炎者 87 例,萎缩性鼻炎者 138 例,过敏性鼻炎者 78 例,鼻窦炎 57 例。痊愈 207 例,占 57.5%,好转 114 例,占 31.7%,中断滴药者 21 例,占 5.8%,无效 18 例,占 5%。(摘自《新中医》1981 年 11 期)

3.2.5 鼻槁

鼻槁,亦称鼻干燥,系指鼻内干燥,肌膜萎缩,鼻窍宽大而言。若鼻气恶臭者,又称臭鼻证。发生缓慢,病程较长,是常见的慢性鼻病。

鼻槁病名,最早见于《灵枢·寒热病论》:"皮寒热者,不可附席,毛发焦,鼻槁腊"。《难经》、《金匮要略》及后世医著亦有"鼻槁"、"鼻燥"等记载,但多系指病变中的症状而言。本节所论鼻槁,是指以鼻内干燥,槁萎为主要症状的鼻病,相当于萎缩性鼻炎。

【病因病理】

1. 肺脏亏虚,鼻失滋养　肺为燥金之脏,若过食辛辣炙煿助阳生热之物,或吐利亡津,病后失养,致使气津亏损,无以上输,鼻失濡养,则肌膜枯槁而为病。或可因气候干燥,或屡为风热燥邪,熏蒸鼻窍,久则耗伤阴津,蚀及肌膜,以致鼻内干燥,肌膜焦萎。

2. 脾气虚弱、湿蕴生热　脾土为肺金之母,主运化水谷精微,若饮食失节,劳倦内伤,脾弱失运,气血精微生化不足,无以上输充肺而濡养鼻窍,肌肤失于濡养,兼以脾不化湿,蕴而生热,湿热熏灼,肌膜渐渐干萎。

此外,肾为一身阴液之根,肾阴不足则肺津亦少,故肾阴亏虚亦可致鼻失滋养而发病。

【诊断要点】

本病主要表现为鼻内干燥,肌膜萎缩,鼻道宽大,鼻气腥臭;自觉鼻塞嗅觉失灵,鼻道内积有黄绿色痂皮等,一般根据症状、体征,即能确诊。

【辨证施治】

1. 肺脏亏虚

主证　鼻内干燥较甚,鼻内肌膜萎缩、涕液秽浊,带黄绿色,或少许血丝,痂皮多,咽痒时嗽,讲话乏力,舌红苔少,脉细数(彩图 7)。

证候分析:肺虚气津不足,鼻窍肌膜失于滋养,故肌膜干燥而色淡红。邪毒蚀及肌膜,灼于阴津,故肌膜萎缩而痂皮多;伤及脉络则有少许血丝。咽痒时嗽、舌红苔少、脉细数均为阴虚肺燥之证。

治疗

（1）内治：宜养阴润燥，宜肺散邪，可选用清燥救肺汤加减。方中以阿胶、麻仁、麦冬润燥而滋阴液，党参、甘草益气生津，以桑叶、杏仁、枇杷叶宣肺散邪，助以石膏清肺热生津。若鼻燥，肌膜萎缩甚者，加沙参、天冬、首乌、当归以滋阴润燥养血生肌。

如因肾虚及肺，证见鼻孔干燥，咽喉燥痛，手足烦热，舌红苔少，脉细数等肺肾阴虚者，选用百合固金汤加减。方中以百合、二地滋养肺肾为主药；麦冬助百合以润肺生津，玄参助二地以滋肾清热，为辅佐药；当归、芍药养血和阴、贝母、桔梗清肺利咽喉，为使药。合而用之，使阴液充足，肺肾得养，则虚火自降，诸症自愈。

（2）外治：

1）宜用滋养润燥药物，可选用苁蓉滴鼻液、蜂蜜、芝麻油加冰片少许滴鼻，每日 2～3次。或用石蜡油、复方薄荷油滴鼻。

2）鱼脑石散吹鼻，每日 2～3 次。

（3）针灸疗法：

1）针刺：取迎香、禾髎、素髎、足三里、肺俞、脾俞等穴。每次 2～3 穴，中弱刺激，留针10～15 min，每日一次。

2）艾灸：百会、足三里、迎香、肺俞等穴。悬灸至局部发热，出现红晕为止，每日或隔日一次。

3）迎香穴埋线。

方法：鼻部周围按一般外科原则消毒，铺小孔巾，在迎香穴位外局部注射 1％普鲁卡因，每侧 1～2 ml，用带有肠线的三角缝合针穿过穴位内，剪去露出皮肤外面的线头。如有出血，可稍压迫止血，不必包扎。如有线头露出，容易引起感染，或使整条肠线脱落。

2. 脾气虚弱

主证　鼻涕如浆如酪，其色微黄浅绿，痂皮淡薄，鼻内肌膜淡红，萎缩较严重，鼻气腥臭，患者食少腹胀，疲乏少气，大便时溏，唇舌淡白，苔白，脉缓弱。

证候分析：脾气虚弱，气血生化不足，水谷精微不能上输，则鼻失濡养；肌膜干燥而色淡，脾虚湿停，郁而化热，湿热蒸灼，故鼻内肌膜萎缩、鼻痂黄绿色。食少腹胀，便溏而疲乏少气，唇舌淡白为脾虚之证。

治疗

（1）内治：宜补中益气，养血润燥，可选用补中益气汤合四物汤加减。其中以补中益气汤健脾益气，升清降浊，培土生金，以四物汤养血活血，润燥生肌。二方合用，有健脾胃而升清阳，生气血而润鼻燥之功。

对于一些顽固病例，长期治疗不效者，根据"久病多瘀"及"瘀血不去、新血不生"的理论，可适当运用活血化瘀之品如桃仁、红花、丹参、赤芍、丹皮、水蛭、虻虫等配入使用。

（2）外治：参考"肺脏亏虚"型。

（3）针灸疗法：参考"肺脏亏虚"型。

【护理及预防】

（1）保持鼻窍清洁湿润，清除鼻内积涕或痂皮，禁用血管收缩剂滴鼻。

（2）防治全身慢性疾患，加强营养，多吃蔬菜、水果、动物肝脏、豆类等食物，少食辛辣炙煿燥热食物。

（3）锻炼身体，增强体质，预防感冒，积极防治各种急慢性鼻部疾病。

（4）改善工作环境，减少粉尘吸入，室内常洒水，保持空气湿润，在干燥或粉尘环境中工作，要戴口罩等。

【参考资料】

1.《续名医类案》卷十七：王执中母氏久病鼻干，有冷气，问诸医者，医者亦不晓，但云疾病去自愈。既而去亦不愈也。后因绝骨而渐愈。执中也常患此，偶绝骨微疼而著艾，鼻干亦失去，初不知是灸绝骨之力，后阅《千金方》有此症，始知鼻干之去，因灸绝骨也。

2.《试用大蒜治疗萎缩性鼻炎的初步报告》：康××，男性，25 岁，1955 年 7 月 20 日入院。主诉：头痛、鼻塞、嗅觉消失，已有 3 年余，于1952 年 4 月即有黄色水样鼻涕，以后渐成脓性并有臭味，1 年后鼻内干燥，有时鼻出血，并有多量黄绿色痂皮。头痛以前额部夜间为重。嗅觉初期减退，以后消失。曾用过组织疗法，并内服核黄素，除自觉鼻腔通气较好外，无其他效果。检查：全身检查未见异常。局部情况有轻度鞍鼻，鼻粘膜呈暗灰色，中下鼻甲略有萎缩，前庭及鼻腔内有大块黄绿色痂皮附着，后鼻腔显著增大，可直视鼻咽部，中隔无显著病变。治疗经过：于 7 月 25 日开始大蒜制剂治疗，每日 2 次，大蒜油纱条填入鼻腔（将大蒜捣成糊状，压取其汁用消毒纱布过滤，与生理盐水配制成40%溶液，或与甘油配成50%溶液），每次 3～5 h，3 日后，头疼减轻，鼻痂软化，易擤出，五日后嗅觉增强，可闻到苹果味，鼻出血停止。他觉检查：粘膜潮红，湿润、无鼻痂。两下鼻甲略现增大，通气良好，嗅觉近乎正常。住院 18 天出院。（摘自《中华耳鼻咽喉科杂志》1957 年第 2 号）

3.2.6　鼻鼽

鼻鼽，或称鼽嚏，是指以突然和反复发作的鼻痒、喷嚏、流清涕、鼻塞等为特征的鼻病。《刘河间医学六书·素问玄机原病式》说"鼽者，鼻出清涕也"，"嚏，鼻中因痒而气喷作于声也"。

《内经》中多次论及本病。如《素问·脉解》说："所谓客孙脉则头痛、鼻鼽、腹肿者，阳明并于上，上者则其孙络太阴也，故头痛、鼻鼽、腹肿也。"《素问·气交变大论》也说："岁金不及……民病肩背瞀重，鼽嚏……"后世历代医家对本病的论述也较多，本病是临床较为常见、多发的鼻病，与过敏性鼻炎相似。

【病因病理】

本病主要由于肺气虚，卫表不固，腠理疏松，风寒乘虚而入，犯及鼻窍，邪正相搏，肺气不得通调，津液停聚，鼻窍壅塞，遂致喷嚏流清涕。《证治要诀》说："清涕者，脑冷肺寒所致。"

肺气的充实，有赖于脾气的输布。脾气虚则肺气虚。而气之根在肾，肾虚则摄纳无权，气不归元，阳气易于耗散，风邪得以内侵致病。在《素问·宣明五气论》说："五气所病……肾为欠、为嚏。"故本病的表现在肺，但其病理变化与脾肾有一定关系。

【诊断要点】

本病的典型症状是呈突发性鼻痒、喷嚏、流涕清稀量多，鼻塞，起病急，消失也快，常反复发作，病程一般较长。鼻内肌膜多呈淡白肿胀，依据病史、症状及体征，诊断一般不难。

本病应与伤风鼻塞（风寒鼻塞）相鉴别。风寒鼻塞为感受风寒之邪而致，其鼻塞、喷嚏、流涕清稀，常伴有发热、恶寒等全身症状，病程较短，数天后可愈，而本病症状发作突然，消失也快，有反复发作病史，可资鉴别。

【辨证施治】

主证　本病症状发作突然，先有鼻腔发痒、瘆胀不适，继则喷嚏频作，鼻塞不通，流涕清稀量多，嗅觉暂时减退。检查见鼻内肌膜肿胀湿润，其色淡白或灰白，鼻涕清稀。此外，全身还可能出现头痛、耳鸣、听力障碍等症状。诸症来去迅速,症状消失后,则如常态。

证属肺气虚,全身辨证可见倦怠懒言,气短,音低,或有自汗,面色㿠白,舌淡苔薄白,脉虚弱。

若兼脾虚,则纳呆,腹胀,肢困,便溏,舌质淡有齿印苔白,脉濡弱。

若兼肾虚,则腰膝痠软,遗精早泄,形寒怕冷,夜尿多,舌质淡嫩,苔白润,脉沉细。

证候分析:鼻为肺之窍,肺气虚,风寒之邪乘机犯鼻,内伤于肺,正邪相争,格邪外出,故突发鼻痒,喷嚏频作;寒邪遏肺,肺失清肃,气不摄津,津水外溢,清涕自流。津水停聚则鼻内肌膜肿胀苍白,呈水肿样,鼻塞不通,嗅觉暂时减退;肺气虚,精微无以输布,则倦怠懒言、气短音低;气虚则卫表不固,腠理疏松,故自汗出。舌质淡,苔薄白,脉虚弱是为气虚之证。

脾气虚,纳运失职,湿浊内停,气血精微生化不足,机体失养,故见纳呆腹胀,肢困便溏,舌淡有齿印苔白,脉濡缓等。

肾阳虚,温煦生化失能,气不摄纳,故见腰膝冷痛,遗精早泄,形寒怕冷,夜尿多,舌质淡嫩,苔白湿润,脉沉细等。

治疗

(1) 内治:肺气虚寒为主者,宜温补肺脏,祛散风寒,可选用温肺止流丹加减。方中以人参、甘草、诃子补肺敛气,细辛、荆芥疏风散寒,桔梗、鱼脑石散结除涕。《辨证录》卷三说:"兹但流清涕而不腥臭,正虚寒之病也。热证宜用清凉之药,寒证宜用温和之剂,倘概用散而不补,则损伤肺气,而肺金益寒,愈流清涕矣,方用温肺止流丹。"或用玉屏风散合苍耳子散,方中以玉屏风散益气固表,苍耳子散辛散风邪以通清窍。

脾气虚弱为主者,宜健脾益气,升清化湿。可选用补中益气汤加减。方中以黄芪、白术、党参、甘草健脾益气,合陈皮行气化湿,升麻、柴胡升举清阳以降浊邪,当归温养气血。病发时,加泽泻、辛夷花、白芷、细辛,以助散寒除湿通窍之力。亦可选用参苓白术散加减。

肾阳虚弱为主者,宜温壮肾阳,固肾纳气,选用金匮肾气丸加减。方中以附子、肉桂温肾壮阳,六味地黄丸补阴助阳,以资化源。病发时,加细辛、吴茱萸以助散寒通窍之力。并可配入补肾纳气药物,如胡桃肉、肉苁蓉、覆盆子、金樱子、蛤蚧等。

草药:可选用五指毛桃、千斤拔、岗稔根等以补气,路路通、鹅不食草、山白芷等以散风寒。或选用棉根皮、丝瓜藤、白芷、大枣适量煎服,以益气祛风,通络透窍。

(2) 外治:宜用辛散风寒,行气活血,兼以解毒通窍的药物。

1) 碧云散吹鼻,每日 3～4 次。或用荜茇适量,研末,每用少许吹鼻内,每日 2～3 次。

2) 鹅不食草干粉,加入凡士林,制成 100% 药膏,涂入鼻腔,每日 2～3 次。

3) 干姜适量,研末,蜜调涂鼻内。

(3) 针灸疗法:

1) 针刺:可选用风池、迎香、禾髎为主穴,肺俞、脾俞、肾俞为配穴,每次轮换使用主穴、配穴各 1 对,每日 1 次,10 次为一疗程。

2) 穴位注射:按上述选用穴位,注入下列药物:维丁胶性钙、维生素 B_1、胎盘组织液、50% 当归注射液等,每次注射 0.5～1 ml,每日 1 次,10 次为一疗程。

3) 艾灸:取百会、上星、身柱、膏肓、命门、神阙、气海、中脘、曲池、足三里、三阴交、涌泉、悬灸或艾柱直接灸(神阙、涌泉不能直接灸),每次选穴 3～4 个,悬灸 20 min。

(4) 按摩:见"鼻病的治疗概要"。

【护理及预防】

(1) 锻炼身体,增强体质,防止受凉。

(2) 避免过食生冷、油腻、鱼虾等腥荤之物。

(3) 加强劳动保护及个人防护,避免或减少尘埃、花粉等刺激。

(4) 注意观察,寻找诱因,发现易发因素,应尽量去除或避免之。

【参考资料】

《张氏医通》卷八:鼻鼽,鼻出清涕也。风寒伤皮毛,则腠理郁闭,宜疏风清肺,香苏散加川芎、蜀椒、细辛、辣桂、诃子。不应,非风也,乃寒也,辛夷散去木通、防风、升麻、藁本,加桂、附、蔓荆、诃子、白术。

3.2.7　鼻渊

鼻渊,是指以鼻流浊涕,如泉下渗,量多不止为主要特征的鼻病。《素问·气厥论》曰:"胆移热于脑,则辛頞鼻渊。鼻渊者,浊涕下不止也。"本病常伴有头痛、鼻塞、嗅觉减退,久则虚眩不已等。是鼻科的常见病、多发病之一。

继《内经》之后,历代医家对本病的论述也较多,并根据《内经》对其病机、病位、症状及"脑渗为涕"的论述,故又有"脑漏"、"脑渗"、"历脑"、"控脑痧"等病名,与急、慢性鼻窦炎相类似。

本病的实证与虚证之分,实证起病急,病程短;虚证病程长,缠绵难愈。因本病发病率高,影响工作、学习,甚至可引起严重并发症,导致不良后果,故应积极防治。

【病因病理】

实证

1. **肺经风热**　肺主皮毛,开窍于鼻。若风热邪毒,袭表犯肺;或风寒侵袭,郁而化热,风热壅遏肺经,肺失清肃,致使邪毒循经上犯,结滞鼻窍,灼伤鼻窦肌膜而为病。

2. **胆腑郁热**　胆为刚脏,内寄相火,其气通脑,若情志不畅,恚怒失节,胆失疏泄,气郁化火,胆火循经上犯,移热于脑,伤及鼻窦,燔灼气血,腐灼肌膜,热炼津液而为涕。或邪热犯胆,胆经热盛,上蒸于脑,迫津下渗而为病,如《济生方·鼻门》说:"热留胆府,邪移于脑,遂致鼻渊,鼻渊者,浊涕下不止也,传为衄蔑瞑目,故得之气厥也。"

3. **脾胃湿热**　脾胃互为表里,胃脉循于鼻侧。若素嗜酒醴肥甘之物,湿热内生,郁困脾胃,运化失常,清气不升,浊阴不降,湿热邪毒循经上蒸,停聚窦内,灼损窦内肌膜而致。《景岳全书》卷二十七曰:"此症多由酒醴肥甘,或久用热物,或火由寒郁,以致湿热上熏,津汁溶溢而下,离经腐败。"

虚证

1. **肺气虚寒**　久病体弱,病后失养,肺脏虚损,肺气不足,卫阳虚弱,则易为邪毒所犯,且因正虚,清肃不力,邪毒易于滞留,上结鼻窍,凝聚于鼻窦,伤蚀肌膜而为病。

2. **脾气虚弱**　饮食不节,劳倦过度,思虑郁结,损伤脾胃,致使脾胃虚弱,运化失健,气血精微生化不足,清阳不升,鼻窍失于气血之养,邪毒久困,肌膜败坏,而成浊涕,形成鼻渊。或因脾虚生湿,湿浊上泛,困结鼻窍,浸淫鼻窦,腐蚀肌膜而为病。

【诊断要点】

本病以鼻流浊涕而量多,涕从鼻腔上方向下流为其特征,伴有头痛,鼻塞,嗅觉减退,鼻内肌膜红赤或淡红肿胀,眉间或颧部有压痛等症状及体征。必要时可结合 X 线摄片辅助诊断。

【辨证施治】

实证

1. 肺经风热

主证　涕黄或粘白而量多,从鼻道上方流下(彩图 9),间歇或持续鼻塞,嗅觉减退,鼻内肌膜红肿眉间或颧部有叩压痛。全身症状可见发热恶寒,头痛,胸闷,咳嗽,痰多,舌质红,苔微黄,脉浮数。

证候分析:风热邪毒,袭肺犯鼻,邪毒蒸灼窦内肌膜,肌腐为涕,故见鼻流黄涕而量多;风热初袭,热势不甚,故亦可为白粘涕;风热邪毒,郁滞鼻道,燔灼肌膜,故鼻内肌膜红肿,兼之涕液壅阻,鼻道不通,故鼻塞,嗅觉减退;眉间及颧部为鼻窦之内在部位,风热内郁,气血壅阻,故该处有疼痛及叩压痛;风热犯肺,肺失清肃,卫失宣畅,清窍不利,故见发热、恶寒、头痛、咳嗽痰多等,舌质红、苔薄黄、脉浮数,为风热在表,尚未传里之证。

治疗

(1) 内治:宜疏风清热,芳香通窍,可选用苍耳子散加黄芩、菊花、葛根、连翘。方中以苍耳子散辛散风邪,芳香通窍,黄芩、菊花、连翘、葛根清热解毒,使风热之邪得以从表解。

草药:宜疏风清热,解毒去湿,可用鱼腥草 30 g,入地金牛根 6 g,豆豉姜 15 g,野菊花 24 g,东风桔 30 g,金丝草 15 g,水煎服。或用丝瓜藤近根处 30 g,烧存性,每次 3 g,每日 2 次,水冲服。

(2) 外治:

1) 选用滴鼻灵、葱白滴鼻液或 1%麻黄素液等滴鼻。或用冰连散吹入鼻腔,每天 3～4 次,以疏风清热通窍,改善鼻腔通气,使鼻窦分泌物易于排出。

2) 上颌窦炎,可于穿刺冲洗后,注入鱼腥草液,以清热解毒。

(3) 针灸疗法:

1) 针刺:选用迎香、印堂、太阳、合谷、风池、曲池、足三里等穴位,每次 2～3 穴,强刺激。

2) 穴位注射:取肺俞穴,进针 3～5 分,注入鱼腥草注射液 0.5 ml,隔天 1 次。

2. 胆腑郁热

主证　鼻涕黄浊粘稠如脓样,量多,从鼻腔上方流下,有臭味,嗅觉差,鼻粘膜肿胀,尤以红赤为甚。头痛剧烈,眉间及颧部叩压痛明显。全身并有发热,口苦,咽干,目眩,耳鸣耳聋,寐少梦多,急躁易怒,舌质红,苔黄,脉弦数等胆腑郁热之证。

证候分析:胆腑郁热,循经上炎,攻犯脑窍,蕴结于鼻窦,燔灼气血,熏腐肌膜,故见涕黄粘稠如脓样,量多而有臭味;火热较盛,蒸灼鼻内肌膜,瘀阻脉络,故肿胀,红赤尤甚,鼻塞及嗅觉减退等症状也较甚。热毒灼伤窦壁,故叩压眉间或颧部,则疼痛剧烈,胆经火热,上攻头目,清窍不利,故头痛剧烈,发热,目赤,耳鸣,耳聋;火热蒸迫,胆汁外溢,故口苦、咽干;胆热内郁,扰乱神明,故失眠梦多,急躁易怒;舌质红,苔黄,脉弦数皆为胆经火热之象。

治疗

(1) 内治:宜清泄胆热,利湿通窍。可选用龙胆泻肝汤加减。方中以龙胆草、黄芩、柴胡、山栀子清泄胆热,泽泻、车前子、木通利湿,引热下行,当归、生地黄活血凉血,益阴制火,甘草调和药性。若鼻塞甚者,加苍耳子、白芷、鹅不食草,以芳香通窍。若肝胆火热壅盛,头痛剧烈,急躁易怒,便秘尿赤者,可用当归龙荟丸加减,以清泻肝胆之火。或用奇授藿香丸,用木通、茵陈煎水送服。奇授藿香丸中以藿香芳香行气,辟浊化湿,猪胆苦寒,入胆经除胆热,配以木通、茵陈以清利胆经湿热。

(2) 外治:参考"肺经风热"型。

(3) 针灸疗法:参考"肺经风热"型。

3. 脾胃湿热

主证　涕黄浊而量多,从鼻腔上方,涓涓流出,鼻塞重而持续,嗅觉消失,鼻腔内红肿,并有胀痛,尤以肿胀更甚。全身症状可见头晕、头重、头痛较剧,体倦,脘胁胀闷,食欲不振,小便黄,舌质红,苔黄腻,脉濡或滑数。

证候分析:脾胃湿热,循经上蒸,蕴结鼻窍,熏灼鼻窦,腐膜成液,故见鼻涕黄浊,量多不止,涓涓流出。湿热滞鼻,壅阻脉络,湿胜则肿,热盛则红,故鼻内肌膜红肿甚,鼻塞重而持续,嗅觉消失;湿热阻滞,清阳不升,浊阴不降,故头重头痛;湿困脾胃,运化失健,精微不布,故脘胀纳呆,肢体倦怠;湿热交迫,下趋二便,故尿黄,便溏不爽;舌质红,苔黄腻,脉濡或滑数,皆为脾经湿热之证。

治疗

(1) 内治:宜清脾泻热,利湿祛浊。可选用黄芩滑石汤加减。方中以黄芩、滑石、木通清热利湿,茯苓、猪苓、大腹皮、白蔻仁化湿祛浊,行气醒脾。若热重者,加黄连、大黄、石膏以助清泄脾胃之热;鼻塞甚者,加白芷、辛夷花、薄荷,以芳香通窍。亦可选用加味四苓散或甘露消毒丹加减。

(2) 外治:参考"肺经风热"型。

(3) 针灸疗法:参考"肺经风热"型。

虚证

1. 肺气虚寒

主证　鼻涕白粘,鼻塞或重或轻,嗅觉减退,鼻内肌膜淡红、肿胀,鼻甲肥大。遇风冷等刺激,鼻塞及流涕加重。全身可见头昏脑涨,形寒肢冷,气短乏力,咳嗽有痰,舌质淡,苔薄白,脉缓弱。

证候分析:肺气虚弱,邪滞于鼻,结聚窍窦,侵蚀肌膜,津败为涕,故见鼻涕白粘而无臭味。鼻内肌膜失养,故肿胀淡红,肺气不足,卫表不固,御邪力弱,外邪易于侵袭,故遇风冷则鼻塞,流涕症状加重,肺虚则清阳之气不升,体失充养,肌腠疏松,故头昏脑胀,自汗恶风,气短乏力,懒言声低;肺气虚弱,宣降失职,故咳嗽痰稀;舌淡苔薄白,脉缓弱为肺气虚寒之象。

治疗

(1) 内治:宜温补肺气,疏散风寒,可选用温肺止流丹加苍耳子、辛夷花、白芷。方中以细辛、荆芥疏散风寒,人参、甘草、诃子补肺敛气,桔梗、鱼脑石散寒除涕。加辛夷花、苍耳子、白芷,以芳香通窍。头额冷痛者,加川芎、藁本,以散寒止痛。若易感外邪,常罹感冒者,加玉屏风散,以益气固卫,也可选用温肺汤,以补气升阳,散寒通窍。

(2) 外治:

1) 滴鼻灵滴鼻,每天 3~4 次,以疏风散寒通窍,利于脓涕排出。

2) 鱼脑石散吹鼻,每日 2~3 次,以散寒通窍除涕。

3) 孩儿茶 60 g、鹅不食草 30 g、冰片 15 g,共研末用香油调成稠浆,纳鼻内,每日 2~3次。

4）上颌窦炎,采用上颌窦穿刺冲洗,冲洗出窦内积脓并尽量排清窦内积液,灌入鼻窦灌注液 2～3 ml,以达到辛温祛风,消炎解毒,调和气血,培补正气等作用。

5）鼻痔堵塞,妨碍脓涕流出,应手术摘除(见附篇"鼻息肉摘除术")。

（3）针灸疗法:

1）针刺:主穴:迎香、百会、上星、合谷。配穴:攒竹、通天、风池。每次取主穴、配穴各一,强刺激,留针 10～15 min,每天 1 次。

2）艾灸:颅会、前顶、迎香、上星,悬灸至患者觉烘热、皮肤潮红。

2. 脾气虚弱

主证 涕白粘稠或黄稠,量较多而无臭味,鼻塞较重,嗅觉减退,鼻内肌膜淡红或红,肿胀较甚,全身可见肢困乏力,食少腹胀,便溏,面色萎黄,舌质淡,苔白薄,脉缓弱。

证候分析: 脾气虚弱,升降失常,湿浊滞留,困结鼻窦,浸淫肌膜,湿浊腐物相杂而下,故见鼻涕白粘而稠,臭味不著;脾虚湿困,清窍不利,故见鼻内肌膜淡红,肿胀较甚,鼻塞较重,而嗅觉减退;劳则伤脾,脾虚不耐劳倦,故遇劳则诸症加重;脾虚失运,气血不足,精微不布,肌体失养,故头重眩晕,倦怠,面色萎黄,食少便溏;舌淡苔白,脉缓弱者皆为脾气虚弱之象。

治疗

（1）内治:治宜健脾益气,清利湿浊,可选用参苓白术散加北黄芪、泽泻。本方以北黄芪、党参、白术、甘草、山药、莲子补益脾气,扁豆、茯苓、泽泻、薏苡仁健脾除湿,助以砂仁、桔梗行气化湿清涕。或用补中益气汤加木通、泽泻。若湿热偏胜者,证见涕稠黄,鼻内肌膜红,苔白腻,治宜扶正祛邪,补托排脓,选用托里消毒散。若湿浊盛者,加薏苡仁、茯苓、泽泻以化湿祛浊;鼻塞甚者,加白芷、辛夷花以芳香通窍;若湿欲化热者,加黄连、车前子、木通以清热利湿。

（2）外治:参考"肺气虚寒"型。

（3）针灸疗法:参考"肺气虚寒"型。

【护理及预防】

（1）清洁鼻腔,去除积留的鼻涕,保持鼻道通畅,可让患者多做低头、侧头运动,以利窦内涕液排出。鼻内有息肉者,也应加以治疗。

（2）注意擤鼻方法,鼻塞甚者,不可强行擤鼻,以免邪毒逆入耳窍,导致耳窍疾病。

（3）急性者适当休息,注意营养,禁食辛辣刺激食物,戒除烟酒。

（4）对本病应积极、及时地治疗,以免使急性转为慢性,迁延日久难愈,或变生它疾。

（5）锻炼身体,增强体质,预防感冒,积极治疗邻近器官的疾病。

（6）注意劳动保护,工作环境粉尘多者,应戴口罩。

【参考资料】

1.《续名医类案》卷十七:吴孚先治一人,患鼻渊十载,乃脾肺气虚下陷,须用补中益气汤,百剂方愈,不信,用白芷、防风、辛夷、川芎等味,病转甚,复求治,与前方百帖而愈。

2.《续名医类案》卷十七:魏玉横曰:沈晋培,年三十许,患鼻渊,黄浊如脓,时医以为风热上浮于脑,与薄荷、辛夷、川芎、苍耳、白芷、蔓荆古方治之,不效,反增左边头痛,所下涕亦唯左鼻孔多,就诊曰:此肝火上炎为疾耳,与生熟地、杞子、沙参、麦冬,十余剂而愈。是症由伤风用力去涕而得者易愈,若因火盛而成,必由水亏而致。盖肝脉上络巅顶,督脉会脑为髓海,为龙火郁蒸,故脓浊腥秽,源源而下,有若渊然。久之督脉之髓亦随输泄,致成劳损者有之。

3.2.8　鼻息肉

鼻息肉，是指鼻腔内的赘生物，其状若葡萄或榴子，光滑柔软，带蒂而可活动。《外科正宗》卷四曰："鼻内息肉如榴子，渐大下垂，闭塞孔窍，使气不宣通。"又名鼻痔。

鼻息肉一名，首见于《灵枢·邪气脏腑病形》，原是指鼻塞症状，"若鼻息肉不通"而言，至隋代《诸病源候论》始列为病名，并对其病机、症状做了扼要论述。后世医家对本病的论述也较多。

【病因病理】

本病多因肺经湿热，壅结鼻窍所致。《外科大成》卷三曰："鼻痔……由肺经湿热内蒸，如朽木而生芝兰也。"多由素嗜炙煿厚味，致使湿热内生，上蒸于肺胃，结滞鼻窍而成。或因鼻窍长期受风湿热邪毒侵袭，致肺经蕴热，失于宣畅，湿热邪浊渐积鼻窍，留伏不散，凝滞而结成息肉之患。《医学入门》卷五曰："鼻痔肺风热极，日久凝浊，结成息肉如枣，滞塞鼻窍。"

【诊断要点】

鼻腔检查，发现鼻内有一个或多个表面光滑、大小不一、带蒂可活动、质软无痛的赘生物，为本病的主要诊断依据。

【辨证治疗】

主证　主要症状为持续性鼻塞，并有嗅觉减退，鼻涕增多，常有头昏、头痛。检查时，可见鼻腔内一个或多个赘生物，表面光滑，色灰白或淡红，半透明，触之柔软而不痛，可移动（彩图8）。若息肉较多较大，可引起鼻外形的改变，鼻梁变宽而膨大。

证候分析：因湿浊壅滞，积聚日久而成息肉。肿为湿浊而生，故柔软而半透明，色灰白。偏于热，则呈淡红色。肿物阻于鼻腔，清窍不通，脉络受阻，故鼻塞多呈持续性，嗅觉减退。鼻之上为颏，颏之上为脑，其气上通于脑，湿热停聚，肺窍不利，故头痛，头昏，涕多。

治疗

（1）内治：宜清肺宣气，泻湿散结，可选用辛夷清肺饮加车前子、泽泻、僵蚕等。方中用黄芩、栀子、石膏、知母、桑白皮清肺胃之热，辛夷花、枇杷叶宣疏肺气。加用车前子、泽泻、僵蚕以泻湿解毒。若头痛加白芷、蔓荆子等以疏散风邪，清利头目。方中百合、麦冬甘寒碍湿，可减去不用。

若涕痰多，宜燥湿化痰，行气散结，可选用二陈汤加贝母、僵蚕、枳实、丝瓜络。方中以半夏、陈皮、茯苓、甘草燥湿化痰；加贝母、僵蚕、枳实、丝瓜络以行气通络，散结消肿。

若息肉暗红者，可酌加用活血化瘀药物，如桃仁、红花、川芎、丹皮之类。

（2）外治：

1）用有腐蚀收敛作用的中草药末，如硇砂散、明矾散等，用水或香油调和，放于棉片上，敷于息肉根部或表面，每天1次，7～14次为一疗程。或于息肉摘除后1星期敷药，可减少复发。

2）苦丁香、甘遂各18g，青黛、草乌、枯矾各3g，共研细末，麻油调合，点涂息肉上，每日一次。或用瓜蒂、细辛等分，研末，每用少许吹息肉处。

3）摘除息肉。《外科正宗》卷四载有"取鼻痔秘法"："先用茴香草散（茴香草、高良姜晒干，等分为末）连吹二次，次用细铜箸二根，箸头钻一小孔，用丝线穿孔内，二箸相离五分许，以二箸头直入鼻痔根上，将箸线绞紧，向下一拔，其痔自然拔落；置水中观其大小，预用胎发烧灰同象牙末等分吹鼻内,其血自止。"(现代摘除息肉方法参见附篇"鼻息肉摘除术")

【参考资料】

《苍耳散治疗鼻息肉小议》:本文介绍以苍耳散为主方治疗鼻息肉,肺经郁热者合桃红四物汤,脾湿犯肺者合二陈汤,脾肺气虚者合补中益气汤。并结合外治,用消息散或消息油。

消息散:白芷、辛夷、薄荷各 6 g,研面,加冰片 0.5 g,麝香 0.3 g,合研极细面,装瓶内备用。用时取药粉少许,吹入息肉处,或用蜜调,涂息肉处,每日 2 次。

消息油:白芷、辛夷、杏仁、甘遂各 20 g,芝麻油 250 ml。将药与油同放锅内浸 24 h 后,加火将药炸成黑黄色为度,离火除去药渣,加液状石蜡 500 ml、冰片 1.5 g、薄荷霜 1 g,搅匀过滤,分装入滴瓶内备用。用时仰头滴鼻,或用棉球蘸药塞鼻,每日 2~3 次。(摘自《辽宁中医杂志》1982 年 12 期)

3.2.9　鼻损伤

鼻部遭受外力袭击而致瘀肿疼痛、皮肉破损、鼻梁骨折、鼻腔出血等,统称为鼻损伤,是临床常见病证之一。若伤势较重,处理不当,可遗留畸形,影响面容及呼吸功能,复杂的损伤,经鼻而伤及颅脑,则可危及生命。

【病因病理】

鼻损伤是由外力直接作用于鼻部而致,常见于跌仆、撞击、金刃、弹击、爆炸等事故之中。由于外力大小以及受力方式不同,故损伤的病理变化不同,损伤的程度轻重也不同。一般钝力碰撞,受力面广而分散,故多皮肉不破,但脉络受伤,血液溢出于脉外,停积于皮肉之间,而成瘀肿疼痛。若为锐器损伤,则多致皮肉破损,裂开,甚至部分脱落缺损。因血络受伤,故有鼻外部出血或鼻腔内出血。若撞击力猛烈,则可致鼻梁骨折断而畸形。若为枪弹或爆炸弹片等飞物所伤,常为穿透性,并有异物残留于内。严重者,还可伤及颅脑。

【诊断要点】

根据本病的外伤病史及局部症状与检查,本病的诊断比较容易,疑有鼻梁骨折及异物残留者,用 X 线摄片,以协助诊断。

【辨证施治】

由于损伤程度不同,症状可有不同,一般可分为瘀肿疼痛、皮肉破损、鼻梁骨折、鼻伤衄血等几种类型:

1. 瘀肿疼痛

主证　鼻部肿胀,皮下青紫色,有疼痛及触压痛。

证候分析:本证多因钝力碰撞而致,鼻部皮下血络受伤,血液溢于皮肉之间,故皮下青紫色,为有瘀血之象。瘀血积聚于皮肉间,故肿胀。因气滞血瘀,血脉不通,故局部疼痛,触压之疼痛更甚。

治疗　本证以局部气滞血瘀为主,故内治与外治,均宜着重行气活血,消肿止痛。

(1)外治:受伤初起,宜予冷敷,以帮助止血或制止瘀血扩散。第二天开始,可改用热敷,以活血散瘀,消肿止痛。或用内服中药渣再煎,取药液湿热敷,并可外涂活血行气祛瘀止痛药物,如万花油、玉龙油等。但忌用重力揉擦,以防再度出血。也可用如意金黄散调敷。

(2)内治:宜通络活血,行气止痛,选用桃红四物汤加丹皮、香附、延胡索等。方中以桃仁、红花、丹皮配合四物汤以活血祛瘀和血止痛,香附、延胡索行气消肿而止痛。

2. 皮肉破损

主证　轻者表皮擦破渗血,重者皮肉破损裂开,甚至部分脱落缺损,局部有出血及疼痛。

证候分析:本证多因硬物或锐器损伤,撞击力轻只能擦破表皮而渗血,撞击力重则可形成较深、较长的裂口,甚至鼻翼或鼻准部分断离脱落。因血脉破裂而血液外溢,故一般出血较多,而肿胀较轻。气血不通,故有疼痛。

治疗 本证应以外治为主,并根据情况配合内治。

(1) 外治:轻者只需清洁伤口,涂以止血止痛药物,如万花油,保持局部清洁,每能自愈。若伤口较深、较长,应予仔细清理创口,取出异物,再予缝合。因鼻为气血多聚之处,创口愈合一般较迅速,故清创缝合时,应尽量保留破损皮瓣,避免形成过大瘢痕。要保持局部清洁,预防染毒。

(2) 内治:宜活血逐瘀,行气止痛,可用桃红四物汤加减。出血者配仙鹤草、白及、栀子炭、三七等止血药;伤口边缘红肿,因感染邪毒者,宜配入金银花、野菊花、蒲公英等清热解毒药物。

伤口较深或不干净者,应预防破伤风,宜祛风镇痉,可内服玉真散,或肌内注射破伤风抗毒素 1 500 iu(须做皮试)。

3. 鼻梁骨折

主证 若骨折而无移位者,局部可只见疼痛或轻微肿胀;若骨折而移位,一侧者多见鼻梁歪曲,双侧者则见鼻梁凹陷如马鞍状,触诊可摸到骨折畸形;若骨全折断,按压时有摩擦感;若伤后空气进入皮内,可形成皮下气肿。伤后数小时,局部瘀肿较甚,对骨折情况难于判断者,可行 X 线摄片,以协助诊断。

证候分析:本证多因强力撞击而致,因鼻梁骨较薄而脆,故易折断,向内塌陷,形成畸形。血脉损伤渗血于皮下,故有瘀肿疼痛。又因鼻乃呼吸气体出入之道,伤后,空气沿鼻腔内伤口进入皮下,故有气肿,按之柔软。

治疗 本证应以手法整复为主,使折断塌陷的鼻梁骨恢复原位,以纠正畸形及保持呼吸的通畅。结合内服药物,以活血祛瘀,行气止痛,促进断骨的愈合。

(1) 外治:有鼻梁骨折塌陷畸形者,应及早进行复位。若因鼻肿较剧,复位有困难者,也可稍延迟数日,待肿胀消退,再行复位。但也不宜太迟,超过两周,骨痂形成太多,或错位愈合,则不易整复。

鼻梁骨折复位法:清理鼻腔后,以 2% 地卡因加 1‰肾上腺素液麻醉鼻腔粘膜,10～15 min。儿童患者,必要时可采取全身麻醉。用鼻骨复位钳或用大小适宜的手术刀柄,套上乳胶管,伸入鼻腔,置于塌陷的鼻骨下方,将鼻骨轻轻地向上、向外用力抬起。同时,另一手的食指和拇指,可按在鼻梁部协助复位,力求使其与健侧鼻骨相对称(图 1)。若双侧鼻骨塌陷时,可从两侧鼻腔同时进行复位。(注意复位器械伸入鼻腔后,不宜超过两眼内眦连线,以免损伤筛状板。)若鼻中隔骨折而脱位时,也可用复位钳,伸入鼻腔挟住鼻中隔,扶正其位置。

复位后,鼻腔用消毒凡士林纱布填塞,保留 24～

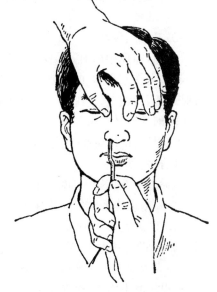

图 1 鼻骨骨折复位法

48 h,以达到固定骨折及压迫止血的目的。必要时,在鼻外用鞍状白铝片做夹板,盖于鼻梁上并贴以胶布,以资保护。

术后,严防触动鼻部及再受撞伤,避免擤鼻,以防皮下气肿。外鼻固定夹于1星期后取下。

(2) 内治:因"血不活则瘀不去,瘀不去则骨不能接",故受伤初期,应以活血逐瘀,行气止痛为主,用活血止痛汤加减。方中以乳香、没药、苏木活血祛瘀、消肿止痛,以红花、三七、地鳖虫破血逐瘀消肿,配以当归、川芎活血养血,助以赤芍、落得打、紫荆藤清热凉血祛瘀,加强上药的作用,陈皮行气健脾,以防苦寒药物伤伐胃气。有出血者,加仙鹤草、白及、栀子炭等,或用桃红四物汤,或七厘散。

中期,瘀肿疼痛减轻,但断骨尚未接稳,动则作痛,治宜行气活血,和营生新,用正骨紫金丹。方中以红花、当归、丹皮、大黄活血消肿,血竭、儿茶祛瘀止痛、生新接骨。亦可用续断紫金丹。

后期,瘀肿疼痛已消,但断骨初愈,尚未坚实,气血虚弱。治宜补气养血,坚骨壮筋为主,又因筋伤则内动于肝,骨伤则动于肾,因此宜配合补肝肾,可选用人参紫金丹。方中人参、茯苓、甘草、当归健脾补气血而养肝,五加皮、血竭、没药散瘀消肿、定痛生肌,助以丁香、骨碎补、五味子理气补肾壮筋骨。

4. 鼻伤衄血

鼻部皮肉破损或骨折,多合并鼻腔内肌膜脉络破裂出血,称鼻伤衄血,其量可多可少。治疗宜以外治止血为主,参见"鼻衄"。内治宜以敛血止血为主,常用药物如白及、蒲黄、仙鹤草、栀子炭、侧柏叶、白茅根、藕节等。若瘀肿较甚,加行气活血,消肿止痛药物,如赤芍、丹皮、红花、香附、延胡索等;如出血量多,宜加首乌、干地黄、桑椹子、当归等,以和血养血。

【护理及预防】

(1) 有伤口者要注意保持局部的清洁,以防感染邪毒而加重病情。

(2) 有瘀肿者,不要用力揉按患外,以防内部损伤,再度出血,加重肿胀。

(3) 有骨折者,要防止再度碰撞或按压,以免折端移动,难以愈合或形成畸形。

(4) 着重进行各项安全宣传教育,避免意外事故发生,是预防本病的关键。

3.2.10　鼻衄

鼻衄,即鼻中出血,是多种疾病常见的症状。古人根据病因及症状不同而命名,如《诸病源候论》有伤寒鼻衄、时气鼻衄、热病鼻衄、温病鼻衄、虚劳鼻衄等。《三因极一病证方论》有五脏衄、酒食衄、折伤衄等。伤寒太阳病的"红汗"、妇科病的"经行衄血"(或称"倒经")也都属于鼻衄的范畴。鼻衄严重者,又称"鼻洪"或"鼻大衄"。因鼻部损伤引起者,已在上节中论述,本节只讨论因脏腑功能失调而引起的鼻衄。

【病因病理】

《灵枢·百病始生》说:"阳络伤则血外溢,血外溢则衄血。"鼻衄的产生也是各种原因引起鼻部阳络损伤的结果。临床上,鼻衄与肺、胃、肝、肾、脾关系较密切,分述如下:

1. 肺经热盛　外感风热或燥热之邪,首先犯肺,邪热循经,上壅鼻窍,热伤脉络,血液妄行,溢于鼻中,故为鼻衄。《外科正宗》卷四说:"鼻中出血,乃肺经火旺,迫血妄行,而从鼻窍出。"

2. 胃热炽盛　胃经素有积热,或因暴饮烈酒,过食辛燥,以致胃热炽盛,火热内燔,循经上炎,损伤鼻中阳络,血随热涌,妄行于脉外,而为鼻衄。《寿世保元》卷四说:"衄血者,鼻中出血也,阳热沸郁,致动胃经,胃火上烈,则血妄行,故衄也。"《三因极一病证方论》卷九也说:"病者饮酒过多,及啖炙煿五辛热食,动于血,血随气溢,发为鼻衄,名酒食衄。"

3. **肝火上逆** 情志不遂,肝气郁结,久郁化火,或暴怒伤肝,肝火上逆,血随火动,蒸迫鼻窍,脉络受损,血液外溢,发为鼻衄。《疡科心得集》说:"有因七情所伤,内动其血,随气上溢而致。"

4. **肝肾阴虚** 房劳过度,耗伤肾精,或久病伤阴,肝肾不足,水不涵木,肝不藏血,虚火上炎,血液升腾,溢于清窍,而为鼻衄。《证因脉治》卷二说:"或房劳伤肾,阴精不足,水中火发,或恼怒伤肝,肝火易动,阴血随火上升,错经妄越,则内伤衄血之症作矣。"《景岳全书》卷三十也说:"衄血虽多由火,而惟于阴虚者为尤多,正以劳损伤阴,则水不制火,最能动冲任阴分之血"。

5. **脾不统血** 久病不愈,忧思劳倦,饮食不节,损伤脾气,脾气虚弱,统血失司,气不摄血,血不循经,脱离脉道,渗溢于鼻,而致鼻衄。

【诊断要点】

鼻衄是因鼻中出血的症状而命名,有此症状者,便可诊为鼻衄,一般并不困难。但临床上,必须排除其他部位的出血经由鼻腔流出者,切忌将肺、胃、咽喉的出血误诊为鼻衄。

【辨证施治】

鼻衄的辨证主要依据病情的缓急,出血量的多少、色泽的红淡以及全身其他症状。治疗上,宜急则治其标,先用外治法止其血,再辨证求因,配合内治法。

1. **肺经热盛**

主证 鼻中出血,点滴而出,色鲜红,量不甚多,鼻腔干燥灼热感,兼有咳嗽痰少,口干身热,舌尖边红,苔薄白而干,脉浮数或数。

证候分析:邪热灼伤鼻窍脉络,则鼻衄;气热则血热,故血色鲜红;热邪在表,故出血量不甚多,点滴而出;热邪犯肺,伤及肺津,故鼻腔干燥,口干,咳嗽痰少;舌尖边红,脉数为肺脏有热;邪热在表,故脉浮。

治疗 宜疏风清热,凉血止血,选用桑菊饮加丹皮、白茅根、山栀炭等。方中以桑菊饮清热宣肺,丹皮、白茅根、山栀炭凉血止血。

2. **胃热炽盛**

主证 鼻中出血,量多,血色鲜红或深红,鼻内干燥,口干、口臭,烦渴引饮,大便燥结,小便短赤,舌质红,苔黄厚干,脉洪大而数。

证候分析:胃之经脉上循于鼻,胃热炽盛,火热内燔,迫血外溢,故鼻衄,因阳明之火最盛,故血量多,色鲜红或深红。热烁胃阴,故口干口臭,烦渴引饮,大便燥结,小便短赤,苔黄厚而干。热盛于里,故舌红,脉洪大而数。

治疗 宜清泄胃火,凉血止血,选用犀角地黄汤加石膏、知母,大便燥结者加大黄、瓜蒌仁以通腑泄热。

3. **肝火上逆**

主证 鼻衄量多,血色深红,头痛头晕,口苦咽干,胸胁苦满,面红目赤,急躁易怒,舌质红,苔黄,脉弦数。

证候分析:肝藏血,肝火上逆,火邪迫血外溢,故见鼻衄量多,色深红。肝火炎上,扰于清窍,故见头痛、头晕,面红目赤,口苦咽干。肝气郁结,气机不舒,故胸胁苦满,急躁易怒。舌质红,苔黄,脉弦数为肝热之象。

治疗　宜清肝泻火,凉血止血,选用龙胆泻肝汤加羚羊角、玫瑰花。可酌情加犀角、生石膏、黄连、竹茹、青蒿等以清泻上炎之火。

4. 肝肾阴虚

主证　鼻衄色红,时作时止,量不多,口干少津,头晕眼花,耳鸣,心悸,失眠,五心烦热,舌质嫩红或绛而少津,舌苔少,脉细数。

证候分析:肝肾阴虚,虚火上炎,伤及血络,故鼻衄,时作时止;虚火上扰清窍,故头晕、眼花、耳鸣;水不济火,心肾不交,故见心悸,失眠多梦。口干少津,舌质嫩红或绛,舌苔少,脉细数,均为阴虚之证。

治疗　宜滋养肝肾,凉血止血,可选用知柏地黄丸加旱莲草、藕节、阿胶等。若耗血多,宜胶艾四物汤。

5. 脾不统血

主证　鼻衄渗渗而出,色淡红,量或多或少,面色不华,饮食减少,神疲懒言,舌淡苔薄,脉缓弱。

证候分析:脾气虚,气不摄血,故血渗渗而出,因无热象,故血色淡,气血虚不荣于面,故面色不华,脾虚运化失健,故饮食减少,神疲懒言。舌淡苔薄,脉缓弱均是脾虚气弱之象。

治疗　宜健脾益气,摄血止血,选用归脾汤去生姜,加侧柏叶、地榆等。

不论何种原因引起的鼻衄,总因鼻中出血而使营血耗伤,故出血多者,每见血虚之象,如面色苍白、心悸、神疲、脉细等,故除按以上辨证用药外,可配合和营养血之法,适当加入黄精、首乌、桑椹子、生地等养血之品。若因阴血耗伤,涉及阳气,以致阳气衰微者,应用补气摄血之法,救逆扶危,选用独参汤或参附汤。

对鼻出血的病人,治疗上要遵照"急则治其标"之原则,使用各种止血方法,使鼻衄停止下来。常用的外用止血法如下:

(1)冷敷法:以冷水浸湿的毛巾或冰袋敷于患者的前额或颈部。血液遇寒凉而凝泣,流动减缓,故可减其涌溢之势,而达止血目的。

(2)压迫法:用手指揉按患者入前发际正中线1～2寸处,或紧捏一侧或两侧鼻翼,以达止血目的。

(3)导引法:令病人双足浸于温水中,或以大蒜捣烂,敷于足底涌泉穴上。有引热下行减少上炎的作用,而协助止血。

(4)滴鼻法:香墨浓研,滴入鼻中。香墨有止血作用,可使出血停止。或可用滴鼻灵或1％～3％麻黄素液等滴鼻,也有协助止血作用。

(5)吹鼻法:用血余炭、马勃、百草霜、田七末、云南白药等具有止血作用的药末吹入鼻腔,粘附于出血处,而达到止血目的。亦可将上述药物放在棉片上,贴于出血处,或填塞鼻腔。

(6)鼻腔填塞法:用上述方法而未能止血者,可用明胶海绵或凡士林纱条填塞患侧鼻腔。若仍未达止血目的,可行后鼻孔堵塞法(其方法参见附篇"后鼻孔填塞止血法")。

【护理及预防】

(1)鼻衄病人情绪多较烦躁、紧张,因此,要安定病人的情绪,使其能够与医生密切配合,以迅速制止出血,是很重要的。止血操作时动作要轻巧,防止粗暴,以免加重损伤。

（2）遇有活动性出血病人，要首先制止其出血，然后才做必要的检查，以寻找出血原因，审因论治。必要时请其他科会诊。根治引起鼻衄的内科疾病。

（3）对出血病人，一般可采用半卧位，既有助于止血，又便利于医生检查、操作。

（4）禁忌饮食辛燥刺激的食物，以免资助火热，加重病情。

对鼻衄的预防方面，要注意锻炼身体，预防感邪，天气干燥时，饮服清润饮料；避免进食辛辣燥热食物；在情志调节方面，尤忌暴怒。除此要去除挖鼻习惯，避免鼻部损伤。

【参考资料】

《诸病源候论·鼻衄候》：凡血与气，内荣脏腑，外循经络，相随可行于身，周而复始，血性得寒则凝涩，热则流散，而气，肺之所生也，肺开窍于鼻，热乘于血，则气亦热也，血气俱热，血随气发于鼻，为鼻衄。

3.2.11　鼻腔异物

鼻腔异物是指外物误入鼻腔内形成疾病而言。

【病因病理】

本病多见于小儿，因其无知，玩耍时，误将细小物件如黄豆、花生粒、砂石、纸团等塞入鼻内；也可能由于医疗工作上的疏忽，而将纱条、棉条等遗留病人鼻内，忘记取出，而形成疾病；饮食不慎或呕吐时，食物可经鼻咽部进入鼻腔；枪弹伤或爆炸伤时，也可引起鼻腔异物；除此，小昆虫、水蛭等偶然进入鼻腔，也可形成本病。

异物进入鼻腔，产生刺激而有喷嚏；堵塞于鼻道，妨碍呼吸的通畅，故有鼻塞；损伤鼻内肌膜，可有鼻衄；停留时间较长，引起感染邪毒，可有脓涕臭秽。

【诊断要点】

本病的诊断主要是依据局部检查而发现异物。病史有时不很明确，症状中单侧鼻腔阻塞，脓涕带血，有秽臭气味应加以注意，尤其是小儿，有上述症状者，应仔细地检查，以发现异物所在。疑有金属小异物，可予 X 线摄片，以协助诊断。

【辨证施治】

鼻腔异物，因异物的性质、形态、大小以及停留时间长短不同，症状有所不同。发现异物，便应采取恰当方法，将其取出。

主证　叫有喷嚏，单侧鼻腔阻塞，久则有脓涕带血，臭秽等症状，或可有偏头痛。鼻腔检查可以发现异物。检查时先清除鼻涕，在鼻镜的帮助下，以钝头探针轻轻探查，一般可发现异物之所在。儿童的异物多嵌在下鼻道前端；纱条、棉条等多在鼻顶部及后上方，不易被发现，此时可滴入 1‰ 麻黄素溶液，使鼻内肌膜收缩，以显露异物的位置。存留较久的异物，邻近肌膜多有红肿糜烂，或有肉芽。蛆虫在鼻内繁殖，可致鼻部糜烂，臭秽。

证候分析：鼻腔异物的症状，是因异物刺激、堵塞、损伤、感染邪毒等而出现。异物的性质、形态、大小、停留时间长短不同，故症状也有不同。鼻腔受异物刺激，本能地希望将异物排除，故有喷嚏症状。异物堵塞于鼻腔，故该侧鼻腔有阻塞感，异物大者，症状尤为明显，且因异物刺激或染毒致使鼻内肌膜红肿，或有肉芽，则鼻塞症状更甚，并有脓状鼻涕，异物停留久而腐败发臭，或鼻内肌膜溃烂发臭，故鼻气臭秽。异物损伤肌膜、脉络，故有鼻衄或涕中带血。

治疗　本病的治疗，以外治为主，根据异物的性质、形态、大小、所在位置，而采取相应的取出方法。合并感染者，结合内治法。

（1）外治：

1）细小异物可借喷嚏，将异物冲出。如用通关散以取嚏。

2）对形态不整的异物，如纸团、纱条等，可用镊子挟取，若异物较大，可夹碎分次取出。

3）圆而光滑的异物，如珠子、豆类，因而镊子不易挟住，反而越推越深，有被推向鼻咽部滑入口咽，被吸入气管或吞入胃内的危险，故应使用异物钩，或用回形针自制而成的异物钩（图2），小心地伸入鼻腔，越过异物，然后轻轻地将其拨出。

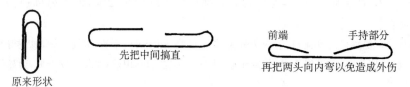

图2　用回形针制成鼻腔异物钩

4）经前鼻孔难以取出的异物，可令患者仰卧，头低位，再将异物推向鼻咽部，经口腔取出。

5）小儿患者，必要时可考虑在全身麻醉下取出。

6）异物取出后，根据局部损伤或染毒红肿等情况，配合其他治疗。一般可滴用滴鼻灵，或用凡士林纱布覆盖创面，避免粘连。

（2）内治：肌膜有溃烂、红肿、脓涕多者，宜予清热解毒，用五味消毒饮加鱼腥草、地肤子、赤芍等药。

【护理及预防】

发现异物，不要慌张，尤其是小儿患者及珠子一类圆滑异物，要防止异物滑入气管，引起窒息等危险。取异物时要动作轻巧，切忌粗暴，尤其是对坚硬锐利的异物更要注意，以免在取出异物时造成不必要的损伤。

本病要着重于预防，尤其是加强对幼儿的教育，防止将异物塞入鼻腔，另外，要提高家长对儿童鼻腔异物的警惕性，发现鼻塞、流涕、鼻气臭秽等症状，要及时到医院诊治，以免贻误时间而加重病情。

4. 咽 喉 科

4.1 咽喉科概述

咽喉是司饮食、行呼吸、发声音的器官，上连口腔，下通肺胃，又是经脉循行之要冲。喉在前，连于气道，通于肺脏，为肺之系。咽在后，接于食道，直贯胃腑，为胃之系，《灵枢·忧恚无言》说："咽喉者，水谷之道也；喉咙者，气之所以上下者也；会厌者，声音之户也……悬雍垂者，音声之关也；颃颡者，分气之所泄也。"指出了咽喉各部位的生理功能。在《难经》分别提出了咽和喉的大小、长短、重量，可见很早以前，医家对咽喉的生理解剖和与脏腑的整体关系是有一定的认识。

4.1.1 咽喉与脏腑经络的关系

咽喉是经脉循行交会之处，又是呼吸饮食之门户，与五脏六腑关系密切，构成了咽喉与脏腑在生理功能和病理变化上的互相影响，五脏六腑病变多反映于咽喉，其中与肺、胃、脾、肾、肝的关系更为密切。

肺　喉为肺系所属，与肺相通，是气体出入之要道，《疮疡经验全书》卷一说："喉应天气，乃肺之系也。"《经验喉科紫珍集·原序》指出："喉应天相，乃肺之苗也。"说明了两者之间的关系。在《重楼玉钥·喉科总论》更明确指出喉与肺相配合，完成其呼吸生理功能，"喉者空虚，主气息出入呼吸，为肺气之道也"。肺气充沛，则喉的功能正常，呼吸通畅，语音宏亮。若肺金受伤，肺经热盛或肺气虚弱，以致功能失调，均能引起各种咽喉病。正如《太平圣惠方》卷三十五所说："肺脾壅滞，风邪热气，搏于经络，蕴蓄不散，上攻于咽喉。"《杂病源流犀烛》卷二十四亦指出："喉燥痛，水涸上炎，肺金受克故也。"

胃　咽为胃系之所属，与胃相通，是水谷之通道。《重楼玉钥·喉科总论》说："咽者咽也，主通利水谷，为胃之系，乃胃气之通道也。"说明它们之间相互配合的生理关系，故胃气健旺，咽的功能正常。若过食煎炒，胃腑蕴热，则咽部出现红、肿、痛的病理变化。《血证论》卷六说："凡咽痛而饮食不利者，胃火也。"《疮疡经验全书》卷一亦说："胃经受热，胃气通于喉咙，故患喉痛。"指出了胃与咽的病理关系，在临床上常见的热性咽喉病，多属胃腑热盛之证。

脾　脾与胃互为表里，足太阴脾经络于胃，上挟咽喉，脾与胃，在生理功能上互相配合，在病理变化上往往合并出现。《太平圣惠方》卷三十五说："脾胃有热，则热气上冲，致咽喉肿痛。"由于脾胃疾病多反映于咽喉，故历代医家有"喉咙者，脾胃之候也"的说法。

肾　肾为藏精之脏，其经脉入肺中，循喉咙。咽喉得肾之精气濡养而健旺，生理功能正常，则不易为邪毒所犯。若因肾虚，咽喉失于濡养而功能不健，兼以阴虚，虚火上炎；或肾阳虚，虚阳上越，伤及咽喉而为病。正如《疡医大全》说："肾水不能潮润咽喉，故其病也。"

肝　肝之经脉循喉咙入颃颡，肝之经气上于咽喉。若肝气郁结，疏泄升降失常，则影响喉的正常生理功能。肝郁化火，可导致气血凝滞于咽喉而发病。《素问·诊要经终论》说："厥阴终者，中热嗌干。"指出了肝与咽喉的病理关系。

咽喉是经脉循行交会之处,在十二经脉中,除手厥阴心包经和足太阳膀胱经间接通于咽喉外,其余经脉直接通达:

手太阴肺经,入肺脏,循经喉中。

手阳明大肠经,从缺盆上走颈部,挟口入下齿中。

足阳明胃经,从上齿中,出挟口环唇,循下颌角前,沿咽喉入缺盆。

足太阴脾经,上行挟食道二旁,循经咽喉连于舌根。

手少阴心经,挟食道上循咽喉,连于眼。

手太阳小肠经,其支从缺盆循颈经咽喉上颊。

足少阴肾经,从肺上入喉咙,挟舌根。

足少阳三焦经,从肩走颈经咽喉至颊,入系舌本。

足少阳胆经,从颊车,下走颈经咽喉至缺盆。

足厥阴肝经,循经喉咙、舌,环行于唇内。

此外,任脉、冲脉循喉咙,络于口唇。

4.1.2　咽喉病的病因病理概述

咽喉病的发生,内因多为肺、胃、脾、肝、肾等功能失常,外因多为风、热、湿、疫等邪乘机侵犯,不同内因和外因,产生不同病理变化,其表现多为火热上炎,故中医学有"咽喉诸病皆属于火"之说。火有虚火、实火之不同。在《疮疡全书》指出:"咽喉有数证,有积热,有风热,有客热,有病后余毒未除。"指出了不同的病因。兹归纳分述于下:

1. **邪毒侵袭**　肺主表,喉为肺之系,风热邪毒侵犯咽喉,内犯于肺,肺失清肃之功,热邪循经上蒸咽喉,阻滞脉络,证见咽喉红肿痛,声嘶等。并出现发热恶寒,头痛,咳嗽,脉浮数等风热表证,此时邪在表,病情较轻。

亦有患体素虚,风寒邪毒侵犯,肺气不宣,寒邪结聚于咽,证见咽喉淡红,微肿,微痛,声嘶,全身表现为风寒表证。

2. **脾胃热盛**　咽为胃之系,邪热壅盛,由表及里,由肺及胃,肺胃热盛,上炎于咽。亦有平素过食辛热炙煿,热蕴脾胃,脾胃火热循经上炎,灼于咽喉。此时,火热炽盛,以致气滞血壅,津炼成痰,故红肿痛加剧,并出现高热,头胀痛,腹胀闷,痰涎壅盛,溲黄,便结,脉洪数,舌红绛,苔黄腻等胃腑热盛之证,病情较重。正如《景岳全书》卷二十八所说:"胃气直透咽喉,故又为阳明之火最盛。"

若火热壅聚作肿,烁伤咽喉肌膜,以致腐坏成痈。

3. **肺脏虚损**　素体衰弱,久病耗伤,或劳损所伤,可导致肺阴受伤,或肺气耗损。肺阴受伤,津液不足,失于清润肃降之机,虚热内生,上炎于咽喉,而成阴虚肺燥之证,出现咽微红,微痛,干痒咳嗽,讲话乏力或声嘶;肺气耗损,气化功能失常,咽喉失于精气的输布,生理功能失健,易为邪毒滞留,证见咽喉淡红不适,讲话音低,气短懒言,自汗,体倦乏力。

4. **肾阴亏损**　久病或劳伤,肾精亏耗,无以上濡于咽喉,咽喉失养,功能减退,易为病后未清之余邪滞留于咽喉,或因阴虚火旺,虚火上炎,灼伤咽喉而为病。症见咽喉微红,微痛,微肿,异物感,或有声嘶,腰膝痠软,头晕目眩,耳鸣,夜热盗汗等肾阴虚之证。

5. **肝气郁结**　情志不遂,内伤于肝,疏泄失常,肝气郁结,以致气滞痰凝,碍于咽喉间,出现咽喉不适,有物梗塞感。若郁而化热化火,火热上亢,则咽喉红痛,溃烂,口干。若久郁以致气血结聚,痰阻脉络,可导致肿瘤的发生。

4.1.3 咽喉病的辨证要点

咽喉病的辨证,要以望、闻、问、切四诊合参,将全身和局部证候结合起来,进行综合辨证分析。其辨证要点分述如下:

1. 辨红肿疼痛

(1)病初起,咽喉红、肿、疼痛,多属风热邪毒在肺卫之表证;若咽喉淡红、不肿、微痛,多属风寒表证。

(2)咽喉肿胀,高肿或漫肿,色深红,疼痛较剧,发病迅速的,是肺胃热毒壅盛,火热上蒸,搏结于咽喉,故多属实热证。

(3)高肿而色深红,疼痛剧烈,三五天不减的,为热毒壅盛,可致化脓成痈。

(4)久病微红微肿,多属虚证。

(5)若肿胀而色淡,疼痛轻微,多属痰涎湿浊凝聚。

肿与痛是有一定关系,一般来说,风热表证,红肿疼痛较重;里热壅盛,红肿疼痛更甚;虚证,红肿疼痛轻微或不红肿,只有不适感。

2. 辨腐烂

(1)病初起,腐烂分散浅表,周围色红多为热毒尚轻。

(2)新病腐烂成片,或洼陷的,周围红肿为火毒壅盛,蒸灼肌膜而致。

(3)腐烂浅表分散,反复发作,周围淡红,多属虚火之证;若成片洼陷,久不愈者,多为气血不足,肾阳亏损,邪毒内陷之证。

(4)溃腐上复白膜,松厚而容易拭去者为轻;坚韧不易剥离,强剥出血者,或剥后复生者为重。

3. 辨脓液

(1)患处肌膜颜色鲜红或深红,肿势高突,四周红晕紧束,发热三四天不退,灼痛较甚,按之坚硬不软者,为正在酿脓,按之柔软凹陷者,多已成脓。

(2)脓液稠黄,多属实证热证;若稠黄而量多,多为湿热之证。

(3)脓液清稀或污秽者,多为正不胜邪的虚证;如清稀,污黯而腥臭,溃口久不愈合者,多为脾胃亏损邪毒内陷之证。

(4)脓液清稀而量多,长流不止,溃口难愈合,多属脾虚湿聚。

4. 辨声音

(1)起病不久,即见语言不清如口中含物者,多是实证。如发生缓慢者,多为咽喉部赘生物而致。

(2)新病声音嘶哑,咽部红肿,多为风热之证;若淡红或不红,多为风寒之证。

(3)声嘶日久,咽干不喜饮,多为肺肾阴虚,阴精亏损之证。

(4)语音低微,气短乏力,多属肺脾气虚。

(5)语言难出,呼吸气粗,喉鸣如锯,为痰涎壅盛,阻塞气道,系危重证候。

(6)妊娠后期,出现声音嘶哑,甚至不能出声音,称为"子瘖"。

5. 辨气味

(1)咽喉病新起,有秽恶臭气者,或流涎腥臭,多属实热火毒证,系肺胃火热上蒸。

(2)虚寒咽喉病,一般口和而无臭气,即有臭味,一般也较轻微。

(3)久病而口气臭秽,多为肺肾亏耗,邪毒伤腐肌膜,或肿瘤溃烂所致。

6. 辨嫩痒、梗阻

(1) 咽喉肌膜色红灼热而痒,多属风热实证;不嫩而痒,多为风邪;嫩而干燥,多属阴虚火旺。

(2) 咽喉梗阻感,但吞咽自如,无红肿痛,多为肝气郁结,气痰交阻之证;若有异物感,时时咳嗽,咽干微痛,多属肺肾虚之证。

(3) 若梗阻日重,饮食难下,呼吸不顺或困难,当注意咽喉或食道有否肿瘤。

7. 辨识危候

(1) 咽喉病而见颈部红肿,连及胸部;咽喉患处,出血不止;脓色污黯,兼有臭恶;白膜密布,或腐烂较深,颜色紫黑;呼吸困难,饮食难下等,均为病情严重之证。

(2) 咽喉病而全身证见神志昏沉,高热寒战,牙关紧闭,两目直视,汗出如珠,痰多气急,或痰鸣如锯,鼻扇唇青等,也均属危证。

4.1.4　咽喉病的治疗概要

咽喉病的治疗方法很多,在临床上根据辨证,按不同病情选择各种治法,兹分述如下:

1. 内治法

(1) 疏风解表:用于咽喉疾病初起,邪在肺卫者,使邪从表解。若证见咽喉红肿微痛,兼有发热恶风,头痛,咳嗽,脉浮数等风热证候,宜用辛凉解表法,常用方如疏风清热汤,药物如蝉衣、牛蒡子、薄荷、桑叶、蔓荆子、葛根等。若证见咽喉淡红,微肿或不肿,异物感,兼有发热恶寒,无汗,头痛,舌苔薄白,脉象浮缓等风寒之证,宜用辛温解表法,常用方如六味汤,药物如荆芥、防风、紫苏、羌活、桂枝等。

(2) 清热解表:用于热毒为患的咽喉病,证见患部红肿,嫩痛较剧,高热口渴,舌质红苔黄等。临床上,根据热毒壅盛程度及所在脏腑不同而灵活使用。若热毒尚轻且兼有表证,则用本法与辛凉解表药同用,如连翘、牛蒡子、薄荷、夏枯草、地丁、金银花、杭菊花、蒲公英等;若邪热壅盛传里入胃,证见患部红肿疼痛加剧,高热,苔黄厚腻,脉洪大者,宜苦寒泻火解毒,药物如黄连、黄芩、栀子、龙胆草、穿心莲等;若高热不退,烦躁,神昏谵语,舌质红绛等,为热入营分,宜清热凉血解毒,药物如犀角、丹皮、生地、红花、紫草等药。

又凡热毒壅盛者,患部肿痛必剧,热毒减轻则肿痛亦随之减轻,故清热解毒法又为消肿止痛的一种方法。

(3) 利膈通便:用于胃腑热盛,邪热内困,咽喉红肿疼痛剧烈,身壮热,大便秘结,苔黄干厚,脉洪数之证,常用方如凉膈散或大承气汤,药物如大黄、芒硝、火麻仁、郁李仁等。本法常配合清热解毒法。

(4) 散瘀排脓:用于热毒壅盛,气血瘀滞,肌膜灼腐成脓的咽喉痛肿,常用方如仙方活命饮,药物如穿山甲、皂角刺、白芷、当归尾、丹参、泽兰等。未溃时可配合清热解毒药物,以促其消散或溃破,溃破后脓未清者,宜配合清热利湿药,并酌减穿山甲、皂角刺等排脓药;溃后流脓久不愈合,在酌减排脓药中,宜用本法配以补益气血药,常用方如托里消毒散。

(5) 滋阴养液:用于肺肾阴亏的咽喉病。若为肾阴虚,虚火上炎,证见咽喉淡红或暗红,微肿、微痛,晨轻暮重,讲话时觉痛涩,全身兼有腰痠,耳鸣,耳聋,怔忡,盗汗等阴虚火旺之证,宜用滋养肾阴,潜降虚火,常用方药如知柏地黄丸、六味地黄汤等,药物如熟地黄、山萸肉、淮山药、女贞子、知母、黄柏等。若为肺阴耗伤,阴虚肺燥,证见咽喉干嫩不适微痛,痒咳,或兼有口咽干燥不喜饮,咳嗽痰稠,精神疲乏,讲话乏力等阴虚肺燥之证,宜滋养肺阴,生津润燥，常用方如甘露饮，药物如麦冬、沙参、百合、玄参等。

(6) 温补元气：用于肺、脾、肾等脏腑虚寒而致咽喉病。若为肾阳虚，证见咽喉微痛，不红不肿，吞咽不利，疼痛多在午前，唇舌色淡白，口和不渴，手足不温，大便溏薄等，宜温补肾阳，常用方如附桂八味丸，药物如熟附子、肉桂、肉苁蓉、菟丝子、熟地黄等。若为肺脾气虚，证见咽喉淡白，干痛，语言低弱，兼见食少困倦，少气懒言，动则气喘，咳嗽痰稀，自汗等，宜补益肺脾之气，常用方如补中益气汤，药物如黄芪、党参、白术、甘草等。

(7) 解郁散结：用于七情伤肝，肝气不舒，气滞痰凝所致的咽喉病，证见喉中如有炙脔，吐之不出，吞之不下，但不妨碍饮食，胸中痞满等，宜疏肝解郁，行气化痰，常用方如半夏厚朴汤。药物如法半夏、厚朴、柴胡、郁金、素馨花等。

(8) 化痰利咽：用于火热上炎，炼津成痰，痰涎结聚于咽喉，阻遏气机的咽喉病。证见咽肿，痰多咳嗽，气促者，宜清热化痰利咽，常用方如温胆汤，药物如瓜蒌、贝母、竹茹、射干、前胡、葶苈子、桔梗等。若属寒痰、湿痰为患者，证见咽喉肿胀色淡，痰涎清稀而多，宜用法夏、胆南星等温燥之药，以除寒痰、湿痰而利咽喉。

2. 外治法

(1) 吹药：将药粉吹布于咽喉患部，以达到治疗的目的。若热毒较盛、肿痛剧烈者，宜用清热解毒、消肿止痛为主的药物，如冰麝散、珠黄散之类。若咽喉溃烂者，宜用祛腐生肌、除痰消肿为主的药物，如冰硼散。每天吹药 6～7 次，吹药时，动作要敏捷，药粉均匀撒布于患处及其周围。若用力过猛，则会引起病人呛咳和不适。

吹喉的药粉要研得细腻，若过于粗糙，则容易刺激咽喉，引起疼痛，影响疗效。药粉中多有芳香气味，应注意密封储藏，以防气味走散，降低药效。

(2) 含法：将药物制成丸剂或片剂，含于口内，令其慢慢溶化，使药液较长时间浸润于咽喉患处，起到清热解毒，消肿止痛，清利咽喉的作用。常用的药物如铁笛丸、润喉丸、西藏青果等。

(3) 含漱：用药液漱涤口腔，起清洁患部及清热解毒作用，常用的如漱口方，每天含漱多次，尤于饮食之后更要含漱。

(4) 蒸气吸入：根据病情，选用适当药物，煎煮时，将其蒸气熏蒸或吸入口咽，而达到治疗目的，一般适用于慢性咽喉病或风寒咽痛。选用芳香辛散药物如紫苏、细辛、香薷、薄荷等，以疏风散寒，行气利咽。

(5) 烟熏：用药烟熏入患者鼻中，适用于牙关紧闭的实证咽喉病，一般用巴豆压油于纸上，取油纸拈成条，用火点燃，吹熄，以烟熏入鼻中，一时口鼻流涎，牙关自开。然后再给予外吹药及内服药。

(6) 刺破排脓：用三棱针或小刀尖刺穿，或用刀切开痈肿排出脓液，此法用于喉痈。操作时，令病人仰靠坐定，必要时由一人扶定其头，用压舌板压定舌根，选择痈肿最高突、有波动而浅薄之处，轻轻刺入或破开，施术时动作宜敏捷，不要刺入过深，以免伤及内部肌肉及血络，引起不良效果。

(7) 探吐法：是用药物刺激咽喉，令其呕吐痰涎，以祛除病邪的方法，适用于严重的急性实证咽喉病，粘痰壅塞喉间，阻塞气道，呼吸困难者。如桐油饯，其法用温开水半杯加桐油四匙，搅匀，用硬鸡翎蘸油探入喉内拈之，至痰涎随呕吐出，本法目前少用。

(8) 外敷：常用于咽喉病而致颈外部肿胀者，药物如如意金黄散，有清热消肿作用。又如虚火喉痹,用附子捣烂如泥,敷于涌泉穴,有引火归原作用。

3. 针灸疗法

(1)针刺:多用于急性热性咽喉病,如咽喉肿痛,常用合谷、内庭、曲池、天突、少泽、足三里、鱼际等穴。疼痛较剧,还可用涌泉、天突、外关等穴,捻转用泻法,以疏散邪热,减轻咽喉疼痛及阻塞症状。

(2)针刺放血:用于急性咽喉病,用三棱针速刺两手少商穴或商阳穴出血1～2滴,以除其热。

(3)针刺患部:用于急性咽喉病,局部红肿较甚者,用三棱针在患部红肿处浅刺5～6下,出血泄热,病人即感轻快。

(4)耳针:用于急性或慢性咽喉病。常用的穴位有咽喉、心、神门、内分泌、肾上腺等。进针捻转,留针20～30 min,中间可提插或捻转3～4次以加强刺激。

(5)艾灸法:多用于虚寒性咽喉病,常用穴位如足三里、合谷、曲池等,一般每穴悬灸3 min。

(6)穴位注射:选用循经咽喉部的经络穴位,注入药液,以治疗咽喉疾病。如属热毒为患的咽喉病,可注鱼腥草液、穿心莲液;发热者,可注柴胡注射液;慢性病者,多注入调补气血的药液,如当归、川芎注射液等。具体方法见咽喉疾病各节中。

4. 其他疗法

(1)烙法:是用烙铁烧烙患处,而达到治疗目的的方法。多用于虚火乳蛾及石蛾。烙铁头大小为直径0.5～1 cm,有长形、方形、圆形、焊于长约20 cm、粗0.1 cm的钢丝的柄上。用时放于酒精灯上将烙铁头烧红,蘸香油后,迅速烙于喉核上,每次烙10～20铁,烙时注意慎勿触及其他部位,如喉核表面有烙后的白膜,应轻轻刮去再烙,一般隔天烙一次,共需烙20次,经烙后喉核渐小,至平复为止。如病人感觉疼痛,可擦麻药于喉核上,以减轻痛觉。

(2)提刮法:俗称"刮痧",是用瓷匙的边沿蘸油或水,刮病人的皮肤,至令皮肤发生紫红色斑块为度。亦有用两个手指提捏病人的皮肤,使皮肤发生紫红色。这种方法能使经络疏通,把体内邪热发泄排出体表,而达到治疗目的,一般适用于实热病证的早期。

如咽喉肿痛,多先提刮风府穴,继而提刮两耳后颅息穴,两侧臂臑穴,以及曲池、间使、大陵、太渊等。背部常顺足太阳膀胱经,自上而下提刮(由肺俞至肝俞、胃俞,由大肠俞至膀胱俞),体质虚弱者,少用此法。

初觉咽喉疼痛,常取颈窝部(即颈动脉部位),擦香油少许,用厚铜钱的边缘刮之。自上而下顺刮,忌用由下向上的倒刮法。左侧咽痛刮右侧,右侧咽痛刮左侧。轻病多在刮后而愈,重病也能减轻症状。

疫喉痧症,病痧隐而不见,皮肤紫黑,病情危重之候,速刮两侧肩井、臂臑穴,以及胸前紫宫、膻中、中庭、中脘,背后两侧膏肓、肾俞、白环俞,均刮至起红晕斑为度。再用食指、中指、无名指三指并拢,拍打曲池、委中、阳交穴,拍出紫块,用三棱针刺出黑血;并可刺两侧间使、大陵穴,务要出血,但刺时宜横宜浅,不可刺入过深,是为重要。

(3)擒拿:适用于急性咽喉疾病之肿胀疼痛剧烈,滴水难入者。擒拿法能调和气血,疏通经络,减轻症状。方法有多种,现介绍单侧擒拿法和双侧擒拿法。

单侧擒拿法:操作时嘱病人正坐,手向侧平举,拇指在上,小指在下。若病人左手平举,术者立于病人举手之正侧面。用左手食指、中指、无名指紧按患者鱼际背部(相当于合谷穴

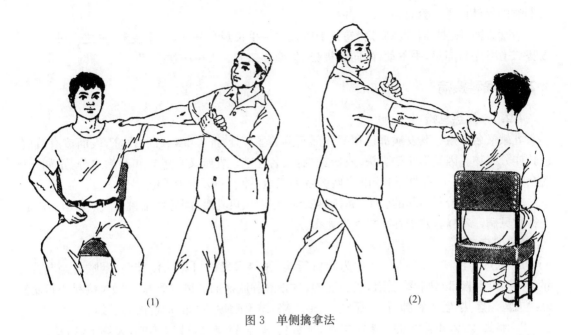

图 3　单侧擒拿法

处)，小指扣住腕部，拇指与病人拇指罗纹面相对，并用力向前压紧，另用右手拇指按住患者锁骨上缘肩关节处(相当于肩髃穴处)，食指、中指、无名指紧握腋窝处，并用力向外拉开(图3)。施术时，可嘱第三者立于病人前面，将汤药或半流质等缓缓灌下。此时，因咽喉疼痛明显减轻，就能吞咽。此法可连续使用。

双侧擒拿法：患者坐在没有靠背的椅上，医者站在患者背后，用两手从患者腋下伸向胸前，并以食指、中指、无名指按住锁骨上缘，两肘臂压住患者胁肋，同时医者胸部贴紧患者背部。位置固定好后，便开始用力。两手用力向左右两侧拉开，(沿锁骨到肩胛)，同时，两肘臂和胸部将患者胁肋及背部压紧。要三方面同时使用气力，这样可使患者咽喉部松动，便于吞咽，助手即把预先制好的药汤或稀粥喂给患者吞服。

施术时须注意患者全身情况，施术者用力须得宜，不可过于粗暴。

(4) 按摩导引法：按摩是治疗咽喉疾病的方法之一。

1) 喉症失音的按摩法：取穴部位重点在人迎穴、天突穴、局部敏感压痛点及咽喉部三条侧线(第一条侧线在喉结旁开一分处直下；第三条侧线在喉结旁开一寸半处直下；第二条侧线在第一、三条侧线中间)，操作时，患者取坐位或仰卧位，医者先于患者咽喉部三条侧线施行一指推法或拿法，往返数次，也可配合揉法。然后在人迎、天突穴及敏感压痛点处采用揉法，手法要求轻快柔和，不可粗暴用力。

2) 咽喉疼痛的按摩：取穴风池、风府、天突、曲池、合谷、肩井。操作时患者取仰卧位，先在喉结两旁及天突穴处用推拿或一指推揉手法，上下往返数次。再取坐位，按揉风池、风府、肩井等穴，配合拿风池、肩井、曲池、合谷等。

导引法也是一种防病治病的方法。用于咽喉的保健方面有：每日丑寅时，握固，转颈，反肘后向，顿掣五六度，叩齿六六，吐纳漱咽三三。可用于防治喉痹、暴哑。《红炉点雪》卷四："平时睡醒时，即起端坐，凝神息虑，舌舐上腭，闭口调息，津液自生，分作三次，以意送下，此水潮之功也。津既咽下，在心化血，在肝明目，在脾养神，在肺助气，在肾生精。"这一导引法对咽喉的保健也是十分有益。

治疗方面,则如《诸病源候论》卷三十所说:"一手长舒令掌仰,一手捉颏,挽之向外,一时极势二七。左右亦然,手不动,两向侧极势,急挽之二七。去……喉痹。"

4.2 咽喉科疾病

4.2.1 风热乳蛾

乳蛾又名喉蛾。其发病部位在咽喉部两侧的喉核处,证见喉核红肿疼痛,表面或有黄白色脓样分泌物。因其形状如乳头,或如蚕蛾,故名乳蛾。乳蛾又有单蛾和双蛾之分,正如《景岳全书》卷二十八中说:"盖肿于咽之两旁者为双蛾,肿于一边者为单蛾。"

因风热邪毒侵犯引起的乳蛾,属风热实证,称为风热乳蛾,即急性扁桃体炎(彩图10),是一种常见病,多发病,发于春秋二季者尤多。

【病因病理】

1. 风热外侵,肺经有热　咽喉为肺胃所属,风热邪毒循口鼻入侵肺系,咽喉首当其冲,邪毒搏结于喉核,以致脉络受阻,肌膜受灼,喉核红肿胀痛而成风热乳蛾,正如《疡科心得集》说:"夫风温客热,首先犯肺,化火循经,上逆入络,结聚咽喉,肿如蚕蛾,故名乳蛾。"

2. 邪热传里,肺胃热盛　外邪壅盛,乘势传里,肺胃受之,肺胃热盛,火热上蒸,搏结于喉核,灼腐肌膜,喉核肿大,或有腐物脓液。亦有多食炙煿,过饮热酒,脾胃蕴热,热毒上攻,搏于喉核而为病。如《济生方·咽喉门》说:"多食炙煿,过饮热酒,致胸膈壅滞,热毒之气不得宣泄,咽喉为之病焉。"

【诊断要点】

咽喉疼痛喉核红肿,或有黄白色脓点为其主要症状,兼见全身的风热症状,诊断一般不难。但要注意与咽白喉鉴别:

咽白喉属急性传染病,热度可不甚高,但很快呈虚弱病容,神疲,面色苍白,脉细而数。咽部假膜呈灰白色或奶油样,可超过喉核范围,白膜坚韧而厚,不容易擦去,勉强除去后则易出血,全身有臖核。

风热乳蛾者,一般发热较高,咽痛明显,喉核红肿,假膜不超出喉核范围,易擦去,不易出血,臖核也只限于颌下。

【辨证施治】

1. 风热外侵,肺经有热

主证　证见咽部疼痛逐渐加剧,吞咽不便,当吞咽或咳嗽时疼痛加剧,咽喉干燥灼热感,喉核红肿,连及周围咽部。并见发热恶寒,头痛,鼻塞,体倦怠,咳嗽有痰,舌边尖红,苔薄白或微黄,脉浮数等全身症状。

证候分析:风热外邪,从口鼻侵入,直达咽喉,搏结于喉核,波及于咽,故喉核及咽部红肿疼痛,吞咽困难;风热在表,以致营卫不调,故发热恶寒,头痛,鼻塞,体倦怠,肺气不宣,则咳嗽痰多;舌边尖红,苔薄白或微黄,脉浮数,为风热表证。

治疗

(1) 内治:宜疏风清热,消肿利咽,用疏风清热汤。方中以荆芥、防风祛其在表之风邪;金银花、连翘、黄芩、赤芍清其邪热;玄参、浙贝母、天花粉、桑白皮清肺化痰;牛蒡子、桔梗、甘草散结解毒,清利咽喉。

草药:选用疏风清热,解毒利咽药物。

1)野菊花、白花蛇舌草、苦地胆、积雪草、白茅根各30 g,水煎服。

2)火炭母草、土牛膝根、岗梅根各60 g,水煎服。

3)山豆根、锦灯笼各30 g,水煎服。

(2)外治:

1)吹药:清热解毒,豁痰宣肺,祛腐生肌,用锡类散;清热解毒,祛腐消肿,用冰硼散;苦寒泄热,祛腐除脓,可用珠黄散,每次吹药少许,每隔1~2 h一次。

2)含漱:用漱口方漱口,以清洁口腔,并有疏风清热、解毒消肿止痛作用,或用荆芥、菊花煎水含漱。

3)含服:含服铁笛丸或润喉丸,以清热润燥。

(3)针刺疗法:以达到疏通经络,泄热消肿止痛的作用。

1)针刺:选合谷、内庭、曲池为主穴,天突、少泽、鱼际为配穴,每次选3~4穴强刺激泻法,每天可针1~2次。

2)耳针:取扁桃体区压痛点埋针,在埋针期间,病人可自行按摩以加强刺激。

3)穴位注射:取脾俞、曲池、每穴注射鱼腥草注射液或柴胡注射液0.5~1 ml。

2. 邪热传里,肺胃热盛

主证 证见咽部疼痛剧烈,痛连耳根及颌下,吞咽困难,有堵塞感,或有声嘶。检查时见喉核红肿,表面或有黄白色脓点,逐渐连成伪膜;甚者,咽峡红肿,颌下有臀核,压痛明显。全身证见高热,口渴引饮,咳嗽痰稠黄,口臭,腹胀,大便秘结,小便黄,舌质红赤,苔黄厚,脉洪大而数。

证候分析:火为阳邪,火毒蒸腾,灼伤肌膜,则有黄白色脓点,甚至形成伪膜,热灼津液成痰,痰火郁结,故颌下有臀核。邪热传里,胃腑热盛,则发热增高,口臭,腹胀;热盛伤津,则口渴引饮,痰稠而黄;热结于下,则大便秘结,小便黄赤;舌质红,苔黄厚,脉洪数为肺胃热盛之象。

治疗

(1)内治:宜泄热解毒,利咽消肿,可用清咽利膈汤或普济消毒饮。清咽利膈汤中荆芥、防风、薄荷疏表散邪,栀子、黄芩、连翘、金银花、黄连泻火解毒,桔梗、甘草、牛蒡子、玄参缓解咽喉肿痛,生大黄、玄明粉通便泄热,使炽盛之里热,得从下泄,邪热得以顿挫,加速向愈。正如《咽喉经验秘传·治则凡例》说:"凡患喉症……若至第三日,憎寒壮热,其势必重,须问大便通利否……若二便不通,乃内有实火,非用降火解毒重剂与通二便之药,断难取效。"若邪由表传里,往往表证未解而里热已盛,应依病情之表里轻重,灵活运用疏风解表、清热解毒、苦寒泄热、利膈通便等治法。

若咳嗽痰黄稠,颌下肿核疼痛,可于上方加射干、瓜蒌、贝母以清化热痰而散结;持续高热,加石膏、天竺黄以清热泻火,除痰利咽;如有白腐点或伪膜,加入马勃等味以祛腐解毒;肿痛甚者,可含服六神丸,以清热解毒,消肿止痛。

草药:参考"风热外侵,肺经有热"型的草药治疗。

(2)外治:

1)含漱:参考"风热外侵,肺经有热"型。

2)吹药:乳蛾见有脓点或伪膜,吹药更为需要,用药参考"风热外侵,肺经有热"型。

（3）针刺疗法：

1）针刺：参考本节"风热外侵，肺经有热"型的针刺疗法。

2）放血疗法：若红肿痛甚时，放血少许以泄热邪，在耳轮 1、2、3 上用三棱针、粗针或缝衣针，针刺 1～2 分深，放血 1～2 滴；或在耳壳背部找出明显之小静脉，用三棱针刺破，放血 2～5 滴。亦可针刺少商、商阳，出血 1～2 滴。

（4）其他疗法：吞咽困难，可用擒拿法及提刮法治疗（见本书"咽喉病的治疗概要"）。

【护理及预防】

1. 护理方面要注意

（1）室内空气流通，冷暖适中。但病者不可直接吹风，以预防感冒。

（2）注意咽喉部卫生，常用含漱药含漱。

（3）避免过食辛辣刺激、肥腻、炙煿食物。饮食宜选择易于消化、清淡之食物。

2. 预防方面要注意

（1）积极锻炼身体，增强体质，提高机体抵抗力。

（2）注意口腔卫生，及时治疗附近组织疾病，避免过食辛辣刺激食物。

（3）多服清凉润肺饮料，如荸荠、白茅根、竹蔗煎水，或玄参、生地、麦冬煎水服。

【参考资料】

《诊治乳蛾的体会》：以"金灯山根汤"为基础，掌握辨证，加减运用。本方由挂金灯三钱，山豆根三钱，白桔梗钱半，嫩射干一钱，生甘草一钱组成。①恶寒发热，骨节疼痛，脉浮数，舌苔薄白，表邪甚者，加荆芥、薄荷、蝉衣之属。②发热不恶寒，乳蛾赤肿高突明显者，加赤芍、丹皮、黄芩、知母、银花、连翘、川连之属，兼见碎腐加马勃。③痰涎过多，舌苔浊腻，脉滑数者，加僵蚕、贝母、蒌皮、地枯萝等；如痰涎壅盛，咯吐不爽者，加土牛膝以除痰热。④头目昏眩，两目红丝，肝火较旺者，加桑叶、菊花、白芍、夏枯草之类，以平肝清热。⑤大便干涩不爽者，加瓜蒌仁或皮，以涤肠润下；大便秘结者，以玄明粉冲服，取其咸寒通腑涤热之功。⑥小便赤少，或灼热者，加淡竹叶、芦根、赤苓之属以清心泄热。⑦乳蛾周围化脓，难以消退者，加皂角刺、芙蓉花等，以托毒透脓。⑧体质阴虚火旺，舌质红少津，口燥咽干者，加玄参、生地、麦冬之属以益阴清热。（摘自《上海中医药杂志》1963 年第 4 期）

4.2.2　虚火乳蛾

因脏腑亏损，虚火上炎而致的乳蛾，称为虚火乳蛾。属慢性虚性病，易反复发作，病程较长，常影响健康，且能诱发痹证、水肿、心悸、怔忡等全身疾病，故应积极防治。

小儿喉核肥大硬实，无发炎病史，多因气血凝滞而致，称为石蛾。

【病因病理】

本病以脏腑虚损，虚火上炎为主要病因病理，多因于风热乳蛾或风热喉痹治而未愈，缠绵日久，邪热伤阴而致，或温热病后余邪未清而引发。脏腑虚损以肺阴虚，肾阴虚为多。

肺阴虚，津液不足，则津液不能上输以滋养咽喉，阴虚内热，虚火上炎，灼于喉核而为病。

肾阴虚，咽喉失于濡养，虚火循经上炎，结于喉核而为病。如《石室秘录》说："阴蛾之症，乃肾水亏乏，火不能藏于下，乃飞越于上……乃结成蛾。"

小儿脏腑柔弱，形气未充，易为外邪所感，病后不仅阴液受伤，阳气也常受损，抗病能力减退，邪毒虽不甚重，但因正气虚弱，故不易于消除而留滞于咽喉，日久不去则气血凝结不散，肿而为蛾。

也有由于先天禀赋不足，后天肺脾气虚，虽不为邪毒所染，但因气血凝滞而成石蛾。

【诊断要点】

喉核及喉核前后潮红,喉核上可见有黄白色脓点,或喉核被挤压时可有黄白色脓样物溢出。咽喉疼痛虽不甚剧烈,但经常反复发作为本病的特点,诊断一般不难。

至于石蛾,多发生于小儿,其特点是喉核肥大,不红,挤压之无溢出物,触之感觉其质硬。

【辨证施治】

1. 肺阴亏虚

主证　咽部干燥不适,微痛,微痒、干咳无痰或痰少而粘,哽哽不利,喉核肥大、潮红,连及周围,喉核上或有黄白色脓点。一般以午后症状明显,并可有午后颧红,精神疲乏,手足心热,讲话乏力,舌质红或干少苔,脉细数等症状。

证候分析:虚火上炎于咽喉,故喉核肥大,周围潮红,干燥不适;肺阴受伤,肺气上逆,则咽痒咳嗽无痰或少痰,上炎之火为虚火,故只有微痛,哽哽然感;午后阳明经气旺盛,因此,症状明显。阴虚肺燥津少,则口咽干燥,颧红,手足心热;精神疲乏,讲话乏力,舌质红或干,脉细数,此为肺阴不足之证。

治疗

(1) 内治:宜养阴清肺,生津润燥,用养阴清肺汤加减。方中玄参、麦冬、生地、丹皮养阴清热;贝母化痰润肺;白芍柔肝;薄荷理气;甘草调和诸药。或用甘露饮。

草药:可用养阴润肺的药物,如十大功劳、牛大力、五指毛桃、盘龙参各 30 g,水煎服。若精神疲乏,肢体无力,选用土人参、千斤拔。

(2) 外治:

1) 含法:可含服润喉丸、铁笛丸、清音丸、青果丸等以清咽润肺。

2) 烙法:喉核肥大者,可用烙治法(见本书"咽喉病的治疗概要")。必要时采用手术摘除之。

(3) 针刺疗法:

1) 针刺:取合谷、曲池、足三里、颊车,每天一次,中等或弱刺激,留针 20～30 min,5～7次为一疗程。

2) 耳针:取咽喉、肺、扁桃体,选 1～2 穴,埋针 7～10 天,轮换取穴。

3) 穴位注射:取天突、曲池、孔最,每次取单侧穴,两侧交替使用,注射 10%葡萄糖溶液2 ml,隔天 1 次,5～7 次为一疗程。

2. 肾阴虚损

主证　咽喉干燥不适,微痛,哽哽不利,口干不喜多饮,喉核及喉核前后潮红,喉核上或有黄白色脓点,或当喉核被挤压时有黄白色脓样物溢出。全身并有头晕眼花,耳鸣,耳聋,腰膝痠软,虚烦失眠,舌红少苔,脉细数等症。

证候分析:肾阴亏损无以制火,虚火上炎于咽喉,故见咽喉微红微肿,痛亦轻微,哽哽不利;精不上奉,故而头晕,眼花,耳鸣,耳聋,口干;肾阴虚,肾水不能上济心火,故虚烦失眠;腰为肾之府,肾虚故见腰膝痠软。舌红少苔,脉细数也为阴虚火旺之象。

治疗

(1) 内治:宜滋阴降火,清利咽喉,选用知柏地黄汤。本方以六味地黄汤滋补肾阴,知母、黄柏滋水降火,并可加玄参、麦冬、石斛等。

如见精神疲倦,手足冷,大便溏泄,舌淡苔白等阳虚症状,宜用补肾扶阳之法,可用附桂八味丸,或用附子、熟地、山茱萸、麦冬、北五味、牛膝。若见气虚血弱,可选用八珍汤合桔梗甘草汤,以八珍汤双补气血,桔梗甘草汤利咽祛痰,从而达到扶正祛邪的效果。若兼有胃纳差。脘腹胀闷,便溏等脾气虚之证,可选用参苓白术散以健脾益气。

（2）外治法:同"肺阴亏虚"型。

（3）针刺疗法:同"肺阴亏虚"型。

【护理及预防】

（1）少食煎炒炙煿之物,多饮食清润之品。

（2）注意休息,不要过度操劳,以免致虚火上炎。

（3）彻底治疗风热乳蛾,以免余邪滞留为患。

4.2.3　风热喉痹

由风热邪毒而致的喉痹,称风热喉痹,以咽部红肿痛为其主要症状。又有风热喉、红喉之称。

喉痹一名,最早见于《素问·阴阳别论》:"一阴一阳结谓之喉痹。"痹者,闭塞不通也。如《杂病源流犀烛》卷二十四:"喉痹,痹者,闭也,必肿甚,咽喉闭塞。"因为咽喉疾病的形成,都具有不同程度的气滞血瘀、经脉痹阻的病理变化,又多出现咽喉红肿疼痛、阻塞等现象,故古人所称喉痹,实为多种疾病的总称,包括喉痈、乳蛾、白喉,以及部分口腔疾病在内,范围广泛,界线混淆不清,不易辨识。后世医家对疾病的分类渐趋详细,将喉痹作为一种独立疾病,而与喉痈、喉风、乳蛾等分开来,如《医林绳墨》卷七说:"近于上者,谓之乳蛾、飞蛾;近于下者,谓之喉痹、喉闭;近于咽嗌者,谓之喉风、缠喉风。"《喉科心法·单蛾双蛾》又说:"凡红肿无形为痹,有形是蛾。"因此,本节把喉痹范围缩小,专指咽部红肿痛,或微红咽痒不适等为主要症状的咽部急性实证或慢性虚证的咽病。由于本病的病因病理有风热与阴虚之不同,故将风热邪毒引起的喉痹,称为风热喉痹,由脏腑亏损、虚火上炎而致的喉痹,称为虚火喉痹。本节专论风热喉痹。相当于急性咽炎。

【病因病理】

风热喉痹,常因气候急剧变化,起居不慎,肺卫失固,而为风热邪毒乘虚侵犯,从口鼻直袭咽喉,内伤于肺,相搏不去,致咽喉肿痛而为喉痹。此时邪在卫表,故病情较轻,若由误治,失治,或肺胃邪热壅盛传里,则出现胃经热盛之证候,病情转重。

【诊断要点】

本病以咽喉疼痛,咽部红肿,喉底或有颗粒突起,喉核肿胀不明显为其特征,全身有风热症状。风热喉痹与风热乳蛾均有咽喉红肿疼痛的症状,但风热喉痹病变部位主要在咽部,故喉核肿胀不明显,风热乳蛾病变部位主要在喉核,故喉核红肿,有黄白色脓点。风热乳蛾者,每兼有风热喉痹,而风热喉痹者,却不一定兼有风热乳蛾。

【辨证施治】

1.　风热外侵,肺经有热

主证　初起时,咽部干燥灼热,微痛,吞咽感觉不利,其后疼痛逐渐加重,有异物阻塞感。检查见咽部微红,微肿,随症状加重,悬雍垂色红、肿胀、喉底红肿,或有颗粒突起(彩图11)。全身有发热、恶寒、头痛、咳嗽痰黄、苔薄白或微黄,脉浮数等症状。

证候分析:风热邪毒侵犯,伤及咽部,邪尚在肺卫,病情较轻,故出现咽部微红、微肿、微痛,干燥灼热感,吞咽不利等症。发热恶寒,是邪正相争,抗邪外出的表现;肺失肃降,则咳嗽有痰;苔薄白或微黄,脉浮数为风热表证。

治疗

(1) 内治:宜疏风清热,解毒利咽之法,用疏风清热汤加减。

(2) 外治:可用吹药、含漱、含服等法,并可结合针刺治疗(参考"风热乳蛾")。

2. 邪毒传里,肺胃热盛

主证 咽部疼痛逐渐加剧,痰涎多,吞咽困难,言语艰涩,咽喉梗塞感。检查见咽部及喉核红肿,悬雍垂肿胀,喉底滤泡肿大,颌下有臖核,压痛。全身症状表现为高热,口干喜饮,头痛剧,痰黄而粘稠,大便秘结,小便黄,舌赤苔黄,脉数有力等。

证候分析:邪热壅盛传里,火邪蒸灼咽喉,则咽喉红肿,疼痛加剧,吞咽困难;风热邪毒结于颌下,则颌下起臖核,压痛明显;邪热灼烁津液,则痰黄而粘稠;高热,口干,头痛,大便秘结,小便黄,舌赤苔黄,脉洪数等症,均是阳明热盛之证。

治疗

(1) 内治:宜泄热解毒,利咽消肿,选用清咽利膈汤加减。

《丹溪心法》卷四指出:"喉痹大概多是痰热。"因此,本病的治疗,应适当配清咽化痰药物,以清除热痰,开结利咽喉,常用药物如瓜蒌、前胡、百部、竹茹、射干、桔梗、杏仁、天竺黄等。

(2) 外治:参考"风热乳蛾"。

(3) 针刺疗法:参考"风热乳蛾"。

【护理及预防】

参考"风热乳蛾"。

附 风寒喉痹

风寒喉痹是喉痹中的一类型。临床上比较少见,且往往在短时间内,寒邪即从热化。多因病者素虚,风寒之邪侵犯所致。

【病因病理】

风寒犯于皮毛,致营卫失和,邪郁而不能外达,壅结于咽喉,而为喉痹。

【诊断要点】

咽喉疼痛不甚,红肿不明显,全身见风寒表证。

【辨证施治】

主证 咽喉淡红不肿,微痛,吞咽不顺,恶寒微热,头痛无汗,鼻流清涕,咯痰清稀,苔白润,脉浮紧。若受邪较重,则有咳嗽、音嘶。

证候分析:风寒结于咽喉,故咽喉淡红不肿,但咽喉有邪故发紧,吞咽不顺。风寒束表,肺气不宣,故见恶寒重发热轻,无汗。鼻流清涕,苔白润,脉浮紧为风寒袭表之证。

治疗

(1) 内治:宜辛温解表,疏风散寒,选用六味汤加苏叶、生姜。本方以防风、荆芥辛温解表,薄荷、僵蚕宣畅气机,合甘草、桔梗以清利咽喉,加苏叶、生姜助其辛散。若寒邪较重,则用荆防败毒散。

(2) 外治:苏叶60 g,煎水作蒸气吸入,以驱散客于咽喉的风寒邪气。或煎水含漱。

4.2.4 虚火喉痹

由于脏腑亏损,虚火上炎所致的喉痹,称为虚火喉痹,为喉科常见病之一。若见喉底颗粒增多,状如帘珠者,称"帘珠喉痹"。本证与慢性咽炎相类似。由于阳虚、气虚、血虚等引起的喉痹在临床上较为少见。

【病因病理】

本病的病因病理与虚火乳蛾大致相同,以肺肾亏损,津液不足、虚火上炎,循经上蒸,熏蒸咽喉而造成者为多见。但也往往与职业因素有关,如长期受化学气体、粉尘等刺激,以及嗜食烟酒辛辣,也是造成虚性喉痹的诱因之一。若久病不愈,反复为患,或用药失当,或因患者体质不同,亦可表现有阳虚、气虚、血虚等不同类型之喉痹。

【诊断要点】

根据患者咽内不适、微痛、异物感,常有吭喀动作的症状特点,检查见咽部微暗红,喉底颗粒增生的改变可以诊断。虚火喉痹与虚火乳蛾的鉴别点,在于本病的喉核周围虽可有暗红,但喉核无肿大,无脓点,按压之也无脓液溢出。

【辨证施治】

主证 本证症状较轻,病情较缓,自觉咽中不适、微痛、干痒、灼热感、异物感,常有“吭喀”的动作,因咽痒而引起咳嗽,易受刺激而引起恶心、干呕,且多于早晨较轻,午后及入夜加重。检查时,咽部敏感,易引起恶心,咽部微暗红,喉底处血络扩张,有散在颗粒,或互相连合成片状如帘珠。少数病人悬雍垂肥厚增长。亦有喉底肌膜干燥,萎缩或有痂皮附着。

全身辨证可分肺阴虚、肾阴虚,与虚火乳蛾同。

证候分析:虚火上炎,阴虚津少,故咽中不适、微痛、干痒、灼热感、异物感;肺失肃降,肺气上逆,则咳嗽,易引起恶心干呕;证属阴虚,早上阳初升,故证轻,中午阳盛,故证重。黄昏阳明经气旺,阴分受克制,故症状更重。虚火炼津,兼以气郁不舒,疏泄不畅,出现帘珠状颗粒,甚则成片;虚火久灼肌膜,气血滞流,咽喉失于濡养,故粘膜干燥而萎缩。

治疗

(1)内治:肺阴虚者,宜养阴清肺,选用养阴清肺汤。喉底颗粒增多者,可酌加桔梗、香附、郁金、合欢花等以行气活血、解郁散结。

肾阴虚者,宜滋阴降火,清利咽喉,用六味地黄汤加减。若咽喉微红,干燥焮热较重,大便秘结,此为虚火旺盛,宜加强降火之力,用知柏地黄汤加减。

若因思虑烦劳,引动心火,而见心烦不眠,舌尖干赤者,宜清心除烦养阴,服二阴煎。

若因阴血亏损,而见唇淡无华,头晕目眩,肢麻消瘦者,宜补血润燥,用四物汤加首乌、阿胶、麦冬等。

若因操劳过度,肺气肺津两伤,而见咽喉干燥不适,食少困倦,少气懒言,动则气喘等气虚证候,宜补气生津,用四君子汤加黄芪、大枣、山药、黄精、石斛、玉竹、百合等。

若因久病或误治以致肾阳亏损,而见咽喉微痛,面色苍白,讲话声低,小便清白,大便溏泄,舌苔白润,脉象细弱者,治宜扶阳温肾,引火归原,可服附桂八味丸。

(2)外治:含服铁笛丸或润喉丸,以清咽润肺。

(3)针刺疗法:可参考“虚火乳蛾”。

(4)烙法:应用于帘珠喉痹,颗粒大者,每次选1～3枚,用直径小的烙铁,每枚颗粒烙1～3烙铁,隔3～4日烙1次,烙至接近平复即停烙。颗粒小者,不宜用烙法。

【护理及预防】

(1)少食煎炒的和刺激性的食物。

(2)注意休息,减少操劳,以免引起虚火上炎。

（3）减少或避免过度发音讲话等。

（4）减少烟酒及其他粉尘刺激。

（5）多服用富有营养，以及有清润作用的食物，如萝卜、马蹄等。

4.2.5 喉痈

喉痈是发生于咽喉间及其附近部位的痈肿的总称。由于发病部位不同，因而名称各异。生于喉关的叫喉关痈或骑关痈，相当于扁桃体周围脓肿；生于喉底的叫里喉痈，相当于咽后壁脓肿；生于颌下的叫颌下痈，相当于咽旁脓肿；发生于上腭者，叫上腭痈，又称外喉痈。本病发展迅速，每致咽喉肿塞，吞咽、呼吸均受影响。故《灵枢·痈疽》说："痈发于嗌中，名曰猛疽，猛疽不治，化为脓，脓不泻，塞咽半日死。"因此，治疗必须及时。各种喉痈多属阳证，其致病原因和治疗原则基本相同，故列为一节进行论述。临床上，以喉关痈为多见。

【病因病理】

本病多因肺胃素有积热，又被风热邪毒侵袭，外邪引动肺胃积热，内外热毒搏结，上蒸于咽喉，致气血凝滞，热毒壅聚作肿，热灼血肉，以致腐坏成痈。《咽喉经验秘传·喉症用药细条》说："喉痈因过食辛酸炙煿，厚味醇酒，感热而发。"说明了本病发生的原因。《灵枢·痈疽》又说："热盛则肉腐，肉腐则为脓。"指出了喉痈的病理变化。

喉关痈，往往由风热乳蛾热毒壅盛，侵犯喉核周围，热盛肉腐而成，正如《咽喉经验秘传·喉症用药细条》指出："乳蛾……如至三日，看喉内但红肿而无白星者，即喉痈症。"

【诊断要点】

咽喉疼痛剧烈，吞咽、语言困难，局部有红肿高突为喉痈的主要特点，根据痈肿发生的部位不同，而可做具体的诊断。

【辨证施治】

主证　咽喉疼痛逐渐增剧，吞咽、语言困难，咽喉红肿，局部逐渐高突为喉痈的共同症状，但因痈肿所在部位不同，临床症状有所差异，兹分述于下：

（1）喉关痈：初起症状与风热乳蛾同，继而加重，疼痛偏于一侧，吞咽困难，口涎外溢，语言含糊，张口困难，汤水易从鼻中流出。检查时见痈肿位于一侧，该侧喉核、喉关明显红肿突出，尤以喉核前上方为甚，喉核被推向后下方，悬雍垂亦红肿被推向对侧（彩图12）。患侧下颌角有臖核、压痛。本病如不能早期消散，五六日可成脓。

（2）里喉痈：多发生于小儿，起病急，疼痛剧烈，语言带鼻音，颈项强直，吞咽困难，甚者痈肿阻塞气道，出现痰鸣气急，呛咳，呼吸困难。更甚者可发生窒息危证。检查见喉底的一侧，红肿突起，患侧咽壁也红肿，颈部常有臖核。本病如不早期消散，三四日即可成脓。

（3）颌下痈：咽部及颈部疼痛甚剧，吞咽困难，牙关紧，张口难。检查患侧下颌部肿胀压痛，喉核及该侧咽壁被推向咽腔中央，喉核无红肿，悬雍垂多呈水肿，颈项肿胀有臖核。

（4）上腭痈：咽痛、饮食、语言均感困难，病人每取仰头姿势。检查见痈生于上腭部，患处红肿，肿甚者如半个核桃，悬于上腭，下垂舐舌，脓熟溃破时往往从鼻孔流出脓血。

喉痈辨证中要注意有脓无脓，若肿胀散漫，可用压舌板轻触患处，坚硬者，脓未成；如红肿光亮，高突，四周红晕紧束，按之软者，是为脓已成。又脓未成之时痛觉散漫，脓已成，则痛觉集中，且有跳动之感。《咽喉经验秘传·治法凡例》中说："凡喉症至五日，而重如三日前，症虽重尚未成脓，药能消散，若过五六日患处多成脓。"辨别脓之成与否，对指导治疗有很大的意义。

全身辨证：初起多有发热，恶寒，头痛，体倦，舌质红，苔薄白或微黄，脉浮数等风热表证。若邪热壅盛传里，则发热增高，头剧痛，口气焮热，口臭，胸闷腹胀，大便结，小便黄，舌质红，苔黄厚或腻，脉洪数有力。甚则可出现邪犯心经，见壮热烦躁，神昏谵语，舌干绛少苔的重证。若痰热壅盛上涌咽喉或痈肿破裂脓液溢入气道，气道阻塞，均可出现痰鸣气急，呼吸困难，汗出烦躁，唇青面黑，脉微欲绝等危重证候。小儿机体柔弱，形气未充，易因痈肿阻塞气道，兼之痰涎壅盛不易排出，尤易致发生呼吸窒息的危证。

证候分析：风热邪毒侵袭，搏结于咽喉，气血凝滞，遂致出现咽喉红肿痛。火毒烁灼肌膜，化腐成脓。咽部肿塞，则张口困难，吞咽难下，喉关为呼吸、饮食孔道，上通颃颡，汤食不能下咽，势必反逆于颃颡而从鼻孔流出。咽通于耳窍，手少阳三焦经脉沿颈进入耳内，故邪盛则痛连耳窍。里喉痈位于喉底，容易阻碍气机，兼之热伤津液，煎炼成痰，痰涎壅盛，则痰鸣气促而呛咳。甚者发生窒息。上腭痈肿，因妨碍舌的伸缩，舌舐痈肿则疼痛加剧，故病人语言、饮食均感困难。取仰头姿势是为减轻痈肿下垂的痛感。腭部上通颃颡，若痈向内溃，则脓血可能从鼻孔流出。

初起外邪犯肺卫，故出现发热恶寒，头痛，舌质红，苔薄白或微黄，脉浮数等风热表证；若邪热壅盛与胃腑之热互结，则发热增高，头胀痛，口焮热，口臭，胸闷腹胀；热结于下，则大便秘结，小便黄；苔黄厚，脉洪数有力，均是胃腑热盛之象。若证见壮热烦躁，神昏谵语，是邪热内陷营血、扰心神所致。舌为心之苗，热灼营阴，故舌色干绛少苔。喉为呼吸之道，喉痈肿胀甚者，则气道受阻，兼之痰涎壅盛，阻塞气道，故有痰鸣气急，呼吸困难等症状，汗出如油，烦躁不安，唇青面黑，脉微欲绝是阴阳离决之危象。

治疗

（1）内治：初起邪在表，治宜疏风清热，解毒消肿，可用五味消毒饮加荆芥、防风、白芷等。本方具有清热解毒、消肿止痛作用，加荆芥、防风、白芷等以疏风消肿。若热毒传里，里热壅盛，脓在酝酿之中，证已较重，治宜清热解毒，利膈消肿，用清咽利膈汤，以夺其热而泄于下，治之得宜，尚有消散之可能；若痰涎壅盛，可加僵蚕、胆南星等，以豁痰消肿。脓已成，则应清热解毒、活血排脓，用仙方活命饮加减。

若热毒侵入营血，干扰心神，出现高热烦躁，神昏谵语者，应以清营凉血、解毒为主，可用犀角地黄汤，并选加安宫牛黄丸、紫雪丹，以开窍安神。

若有痰鸣气急，呼吸困难者，当按急喉风处理，必要时配合气管切开，以保持气道通畅。

有因误治、失治，咽喉痈由阳证转为阴证，痈溃后久不收口者而成瘘管。如《外科理例》中说："若溃必致口内出脓，虽不伤命，即成冷瘘终身之痼疾也。"宜补气养血，生肌收口，用参苓散、十全大补汤之类。

草药：热毒壅盛者，可用蒲公英、苦地胆、羊蹄草、鱼腥草、穿心莲等水煎服。

（2）外治：

1）吹药：用冰硼散、冰麝散等吹患部，每日6～7次。有解毒、祛腐消肿作用。

2）含漱：漱口方漱口。

3）外敷：颌下部红肿，可用如意金黄散外敷，紫金锭外搽。亦可用木芙蓉叶60 g、红糖6 g，捣烂外敷。有清热解毒散结的作用。

4）放脓：在喉痈脓成之后，应即放脓，使脓液排出，以减轻症状和防止痈肿自行破裂以致脓液溢入气道的危险。故《外科正宗》卷二强调"喉痈不放脓……此皆非法。"

放脓方法:可用空注射器和长穿刺针头,针头从痈肿顶端最高处刺入,抽吸脓液,务使将脓液抽尽,一次抽吸不尽,可根据情况第二天再行穿刺抽脓。也可用三棱针刺破痈肿或用小尖刀切开痈肿,排出脓液,并用吸痰机将脓液抽吸干净。里喉痈因痈肿部位较低,脓液排出时,容易涌入气道,造成不良后果,故对里喉痈的排脓,要倍加注意,必须在充分准备下才进行切开排脓。

(3)针刺疗法:针刺少商、商阳穴出血以泄热毒,或在痈肿未成脓时,用三棱针于局部肌膜浅刺5～6次,使其出血以泄热消肿止痛。

(4)擒拿法:适用于咽喉痈,咽喉肿塞,疼痛剧烈,汤水难入者(方法见本书"咽喉病的治疗概要")。

【护理及预防】

(1)宜选用易于进食和消化的食物。禁食燥热及干硬食物。

(2)内服药物宜待凉服用。

(3)注意密切观察病情变化。

(4)对于小儿患里喉痈的检查的排脓,要在充分准备下进行,防止脓液突然涌出堵塞气道的危险。

(5)掌握时机,抽脓和切开排脓。

【参考资料】

《续名医类案》卷十八:李王公主患喉痈,数日肿痛饮食不下,才召到医官,言须针刀开口,方得溃破。公主闻用针刀,哭不肯治,痛逼水谷不入。忽有一草泽医曰,某不使刀针,只用笔头蘸药病上,霎时便溃。公主喜,遂令召之。方二次上药,遂溃出脓血一盏余,便觉痛减,两日疮无事。令传其方,医云,乃以针系笔心中,轻轻划破肿处,乃溃散耳。

4.2.6　阴虚喉癣

本病发于咽部或喉部,因其形似苔癣,属阴虚之证,故名阴虚喉癣。与咽、喉结核相类似,多是肺痨病者的并发症,治疗比较困难,正如《咽喉经验秘传·喉症十二字药方》说:"癣症原因损肺余,斑生苔癣若虾皮,时时发热频频嗽,面赤声嘶命可虞。"

【病因病理】

因于素体阴虚,或劳损伤阴,肾阴亏耗,水不济火,虚火上炎,肺金受伤,津液被灼,不能濡润咽喉,而致咽喉溃烂为喉癣之证。

【诊断要点】

本病以咽喉干燥疼痛,如有芒刺,吞咽疼痛、困难,或声音嘶哑为主要症状,检查可见咽喉溃烂,边缘参差不齐,上附灰黄色污秽腐物为诊断依据,有肺痨病史者可作为诊断参考。

【辨证施治】

主证　本病有发于咽部,也有发于喉部,局部症状略有不同。

发于咽者,咽干燥如有芒刺,微痛,吞咽时疼痛,溃烂严重时疼痛较剧,可放射至耳部,妨碍饮食,常流口涎,口气腥臭,夜间较甚。检查见咽部肌膜颜色晦暗,有红白色斑点,或满绕红丝,象海棠叶背之脉。或肌膜溃烂,边缘参差不齐,复有灰黄色污秽分泌物,日久逐渐腐烂坏死深陷叠若虾皮(彩图13)。

发于喉者,声嘶,喉干灼热,痒而咳嗽,吞咽疼痛,以致影响饮食,病情严重,吞咽痛剧和困难,可有失音,甚者呼吸困难。检查见喉部肌膜淡红,初起肌膜凹凸不平,周围色红或肿胀,继而形成溃疡凹陷(彩图14)。

全身可有咳嗽,咯痰不爽,痰中带血或潮热,盗汗颧红,手足心热,身体消瘦,头晕耳鸣,腰膝酸软,舌质红嫩,脉细数等阴虚劳损症状。

证候分析:肺属金,肾属水,金水相生,肾为元阴,肾阴虚肺阴也虚。肺失化源,故咳嗽、咯痰不爽,虚火伤及脉络,故痰中带血。肺肾之脉皆上循于咽喉,阴虚火亢,津液枯涸不能上荣,故咽喉干痛,满绕红丝。虚火灼伤,故见肉腐,叠若虾皮,有污秽之物附着,口气腥臭,吞咽困难。声出于肺而根于肾,肺肾枯涸,不能上荣于咽喉,故声音嘶哑。虚火内扰,津液外泄,故盗汗。阴虚火旺,则潮热,颧红,手足心热,身体消瘦,头晕耳鸣,腰膝酸软,舌质红嫩,脉细数,均为阴虚劳损之证。

治疗

(1) 内治:宜滋阴降火,养血润燥,可选用知柏地黄汤合四物汤加减。以知柏地黄汤滋养肾阴,润燥除热,四物汤养血润燥;有气津不足者,合生脉散益气养阴生津。若病情较重,身体消瘦,气短,讲话乏力,语音低沉,潮热盗汗,或溃烂、洼陷、污秽等气血两亏之证,宜选加黄芪、阿胶、首乌、黄精、子贞子、马勃、白及等,以补气益血,除腐生肌。如因肺燥咳嗽者,宜用四阴煎以滋养肺阴,清热化痰。若有咯血,加侧柏叶、茜草根、藕节等,以凉血敛血止血。

《辨证录》卷三说:"仍须补肾中之水,而益其肺气,以滋其化源,兼用杀虫之味以治其癣。"为此,临床上除按上述辨证加减用药外,可配入鼠粘子、白芥子、白薇、百部等以清热凉血,解毒杀虫。亦可常用柿霜、红糖各适量,炖服,以润肺生津,止咳化痰。

草药:

1) 细金牛草、五指毛桃、入地金牛根、龙盘草、灯笼草根各30 g,水煎服。

2) 十大功劳30 g,牛大力30 g,石仙桃15 g,铁包金30 g,穿破石30 g,水煎服。

(2) 外治:

1) 吹药:可用珠黄散、冰硼散吹患部,以祛腐生肌,解毒止痛。

2) 含法:以柿霜一味,时时取少许含口内,以润肺生津、止咳化痰。

(3) 针刺疗法:可浅针肺俞、膈俞、照海、手三里等穴,以达养阴清热止痛之效。

【护理及预防】

(1) 积极根治肺痨之证。

(2) 多食清润之品,忌食辛辣之物。

(3) 避免发音过度,减少各种对咽喉部的刺激因素。

(4) 隔离治疗,避免传染。

(5) 全身方面的调理,如饮食、起居、进行适当的体育锻炼等。

【参考资料】

《景岳全书》卷二十八:来宅女人,年近三旬,因患虚损,更兼喉癣疼痛,多医罔效。余诊其脉,则数而无力;察其证,则大便溏泄;问其治,则皆退热清火之剂。然愈清火而喉愈痛。察之既确知其本非实火,而且多用寒凉,以致肚腹不实,总亦格阳之类也。遂专用理阴煎及大补元煎之类,出入间用不半月而喉痛减,不半年而病痊愈。

4.2.7 急喉瘖

急喉瘖,又称暴瘖,属喉瘖一种,因其证声音不扬,甚至嘶哑失音,发病较急,病程较短而得名。与急性喉炎相类似。

【病因病理】

本病多因风寒或风热邪毒侵袭肺金而致,即所谓"金实不鸣"之类,《景岳全书》卷二十八曰:"瘖哑之病当知虚实,实者其病在标,因窍闭而瘖也……窍闭者有风寒之闭,外感证也,有火邪之闭,热乘肺也。"现分述如下:

1. 风热侵袭 风热邪毒由口鼻而入,内伤于肺,肺气不宣,邪热上蒸结于喉咙,气血壅滞,脉络痹阻,以致喉部肌膜红肿,声门开合不利,而为喉瘖。若邪热较盛,灼津为痰或素有痰热,痰热邪毒结聚于喉咙,气道壅塞,更可发展为急喉风。小儿因脏腑娇嫩,喉腔较窄,患有本病,尤易引致急喉风。

2. 风寒外袭 风寒外袭,肺气壅遏,气机不利,风寒之邪凝聚于喉,也致声门开合不利而为本病。如《备急千金要方》卷八说:"风寒之气客于中,滞而不能发,故瘖不能言及瘖哑失声,皆风所为也。"

【诊断要点】

声音不扬,甚至嘶哑失音为本病的主要症状,一般发病较急,兼有其他感邪症状,局部检查见声带红肿,为本病的主要诊断依据。但必须注意与肝郁失音相鉴别。肝郁失音者,失音骤然发生,但声带检查,无红肿变化,全身尚有肝气郁结的其他症状表现,可资鉴别。

【辨证施治】

1. 风热侵袭

主证 病初起,喉内不适,干痒而咳,音低而粗,声出不利,或喉内有灼热疼痛感。并见发热,恶寒,头痛,肢体怠倦,骨节疼痛等,舌边微红,苔白或兼黄,脉浮数等症状。

若邪热传里,胃腑热盛,则症状加重,声嘶,甚则语音难出,喉痛增剧,吞咽困难,身壮热,口渴引饮,口臭,腹胀,痰黄稠,小便黄赤,大便秘结,舌质红,苔黄厚,脉洪大而数。

检查时见喉关及关外红肿不明显,但见喉部红肿,声带色淡红。若邪热传里,则喉部红肿加剧,声带呈鲜红色,或有黄白色点状分泌物附于其上,发音时声门闭合不全(彩图15)。

证候分析:喉为肺系,声音之门户,风热邪毒壅滞于肺,肺气不降而上逆,故干痒而咳;邪热蕴结于喉,脉络痹阻,使声门开合不利,则音低而粗,声出不利,甚至声嘶,语音难出;热灼肌膜,气血瘀阻,不通则痛,故见喉部灼热疼痛而红肿,甚则喉痛增剧,声带由淡红转至鲜红;喉部有黄色点状分泌物,乃里热炽盛,煎炼津液而成;吞咽困难,为喉部红肿波及咽部之故。由于病在咽喉之深处,故喉关及关外红肿不明显。病初起,风热之邪在肺卫,以致营卫不调,故见发热恶寒,头痛,肢体怠倦,骨节疼痛。舌边微红,苔白或兼黄,脉浮数,为风热在表之象。邪热传里,胃腑热盛,则身壮热,口臭,腹胀,热伤津液,则口渴引饮,痰稠而黄;热结于下,则小便黄赤,大便秘结。舌红苔黄厚,脉洪大而数,为里热炽盛之象。

治疗

(1)内治:风热邪毒在肺卫,宜疏风清热,利喉开音,选用疏风清热汤加蝉衣、千层纸。方中以荆芥、防风祛风解表,金银花、连翘、黄芩、赤芍清其邪热,玄参、浙贝母、天花粉、桑白皮清肺化痰,牛蒡子、桔梗、甘草散结解毒,清利咽喉,配用蝉衣、千层纸,而利喉开音。

若邪热壅盛,胃腑热盛者,宜泄热解毒,利喉开音,选用清咽利膈汤加蝉衣、千层纸、胖大海,以泻火解毒,助以通便,使热从下泄,达到清利咽喉,消肿止痛开音目的。若无大便秘结,或服药后大便已通畅,可去大黄、芒硝。因热已传里无表证者,去荆芥、防风。

若痰涎多,可选加贝母、天竺黄、瓜蒌、前胡、竹茹等清热化痰药物。若有呼吸困难症状出现者,按急喉风处理。

草药:宜解表清热,解毒消肿,可用穿心莲、野菊花、五指柑、金锁匙、苦地胆各 15 g,土牛膝根、羊蹄草各 30 g,水煎服。

(2) 外治:

1) 吹药:用冰硼散、珠黄散等药吹喉,每日 5～6 次,以清热消肿,化痰利喉。

2) 含法:含服六神丸或铁笛丸,每日 3～4 次,以解毒消肿,止痛利喉。

3) 含漱:用漱口方含漱,以清洁咽喉。

4) 蒸气吸入:用薄荷、藿香、佩兰、金银花、菊花等各适量,煎水,作蒸气吸入,每日 1～2 次,每次 20～30 min,以芳香通窍,疏风清热。

(3) 针刺疗法:

1) 针刺:针刺合谷、尺泽、天突等穴,用泻法,以泻肺利喉开音。

2) 耳针:取神门、咽喉、肺、平喘等穴,每次 2～3 穴,针刺留针 15～20 min。

2. 风寒外袭

主证 卒然声音不扬,甚则嘶哑,或兼有咽喉微痛,吞咽不利,咽喉痒,咳嗽不爽,鼻塞流清涕,恶寒,发热,头痛,无汗,口不渴,舌苔薄白,脉浮。

检查见喉关及关外可无红肿,喉部微红肿,声带色淡白或淡红,闭合不全。

证候分析:风寒邪毒,壅遏于肺,肺气失宣,寒邪凝聚于喉,致其声门开合不利,故卒然声音不扬,甚则音哑;气血遇寒则凝滞,故见喉部微红肿,声带色淡;寒邪波及于咽,则咽喉微痛,吞咽不利;肺气不利而上逆,故见咳嗽不爽;鼻为肺窍,风寒犯肺,故鼻窍不利而鼻塞流清涕。肺合皮毛,寒束肌表,卫阳被郁,不得宣泄,故见恶寒发热,无汗,头痛,口不渴等风寒表证。舌苔薄白,脉浮为风寒在表之象。

治疗

(1) 内治:宜辛温散寒,疏风解表,宣肺开音,用六味汤加苏叶、杏仁、蝉衣等。方中以荆芥、防风、苏叶、薄荷祛风解表,辛散风寒,桔梗、甘草、杏仁、僵蚕宣肺化痰利咽喉,蝉衣祛风开音。咳嗽痰多加法夏、白前。

(2) 外治:用苏叶、藿香、佩兰、葱白各适量煎水作蒸气吸入,有芳香通窍、疏风散寒作用。

(3) 针灸疗法:取合谷、尺泽、列缺等穴,针用泻法,以散风寒,用用悬灸法。

【护理及预防】

注意减少发音,尤忌大声呼叫,使声门得以休息,防止加重病情。禁食辛燥刺激及苦寒食物。

【参考资料】

(1)《杂病广要·瘖》:若暴哑声不出,咽痛异常,卒然而起,或欲咳而不能咳,或无痰,或清痰上溢,脉多弦紧,或数疾无伦,此大寒犯肾也,麻黄附子细辛汤温之,并以蜜制附子含之,慎不可轻用寒凉之剂。

(2)《续名医类案》卷十八:张路玉治一西客,触寒来苏,忽然喘逆声瘖,咽喉肿痛。察其形体丰盛,饮啖如常,切其脉象浮软,按之益劲,此必寒包热邪,伤犯肺络也。遂以麻杏甘石汤加半夏、细辛、加大剂葳蕤,二服喘止声出,但呼吸尚有微瘖,更与二陈加枳、桔、葳蕤,二服,调理而安。

(3)《慈溪魏氏验案》:某正月由慈赴泸,舶中感风,鼻塞身倦,自以为虚,欲思进补,适有友人,馈以关东参汁糖,据称其性大补,投其所好,每日食之。不知甜粘滋补,最易恋邪,以致客肺之邪,壅滞不去,因而咽喉哽塞,呼吸不爽,语声不扬,微咳有痰,目睛微黄,脉软舌红,苔薄白。肺痹气塞,遂成失音,所谓金实则不鸣也。恙为伤风误补,治宜轻清开上,若再进滋补,有造成虚劳之虞。冬瓜仁四钱,生苡仁四钱,桃仁三钱,淡竹叶三钱,蝉衣一钱半,薄荷一钱,瓜蒌皮三钱,川贝母一钱半,枇杷叶三片去毛。

次诊:肺痹气塞,声嘶不扬,胸闷,乍寒乍热,脉软,舌质淡红,苔薄白,拟清轻开闭,水芦根八钱,冬瓜仁四钱,生苡仁四钱,桃仁三钱,全瓜蒌五钱,桑叶三钱,苦桔梗一钱,生甘草一钱。

三诊:音嘶稍扬,肺燥气逆,清肃之令不仁,拟甘寒生液,润燥开音法。生蛤壳四钱,生玉竹三钱,原麦冬三钱,大生地四钱,天冬三钱,生甘草一钱,地骨皮三钱,牛蒡子三钱,粉沙参三钱,知母二钱,天花粉三钱,紫菀三钱。

四诊:咳止声扬,咽嗌如常,胃纳甚强,脉滑舌红,拟清补肺胃阴液,轻宣气机,北沙参三钱,生甘草一钱,冬瓜仁三钱,川贝母二钱,桑叶二钱,紫菀三钱,玉蝴蝶七对,挂金灯七只。

服药二剂,语声响亮,病愈。

4.2.8 急喉风

急喉风是喉风的一种,因其发病急速,病情急重而定名。以咽喉红肿疼痛,呼吸困难,痰涎壅盛,语言难出,汤水难下为主要症状。又称紧喉风。如出现牙关拘急,口噤如锁等的危急症状,名为锁喉风。本病属急性喉阻塞范围。

历年文献中,喉风的名目繁多,含义不尽相同,一般是泛指咽喉多种疾病,并包括某些口齿唇舌病证在内,如《喉科心法》卷上说:"考古称喉症,总其名曰喉风。"《喉科秘旨》分喉风12症;《图注喉科指掌》分16症;《经验喉科紫珍集》分18症;《重楼玉钥》分36症。本节专论急喉风。

【病因病理】

本症可由咽喉痈及各种急性咽喉病发展而致,一般多并发于小儿急喉瘖、喉白喉,此乃痰涎火毒或疫疠之邪炽盛,结聚于喉,致气血凝结、脉络瘀阻、痰涎壅盛、气道阻塞而为病。

此外,尚有因喉外伤而致气血凝聚于喉;或肝郁气滞,血凝痰聚而成喉菌;或异物堵塞于喉腔等,均可导致气道阻塞或狭窄而为病。

【诊断要点】

主要依据临床症状特点,尤其是喉性呼吸困难,痰涎壅盛,语言难出,汤水难下等。急性咽喉病发展而出现上述症状者,则诊断更为明确。

【辨证施治】

主证　咽喉疼痛,吞咽不利,喉部紧缩感,出现喉性呼吸困难,表现为吸气费力,深吸气时出现天突(胸骨上窝)、缺盆(锁骨上窝)、肋间等处凹陷,称三凹症,并出现喉鸣;咳时可闻哮吼音;声音嘶哑或语言难出,痰涎壅盛,声如拽锯。局部检查可见咽喉红肿剧烈,或虽喉关、咽部不红肿,但喉部、声带红肿明显,痰涎多,或有腐物。全身可有憎寒壮热,或高热神烦,汗出如雨,口干欲饮,大便秘结,小便短赤,舌质红或绛,舌苔黄或腻,脉数或沉微欲绝等。按其呼吸困难轻重的程度,分为四度:

第一度:患者安静时无呼吸困难表现,活动或哭闹时出现喉鸣及鼻翼煽动,天突及缺盆处轻度凹陷。

第二度:安静时亦出现上述呼吸困难现象。

第三度:除有第二度呼吸困难现象外,并呈烦躁不安,自汗,三凹症显著。

第四度:除有第三度呼吸困难现象外,呼吸浅速,唇青面黑,额汗如珠,身汗如雨,甚则四肢厥冷,脉沉微欲绝,神昏,濒临窒息。

证候分析:喉为呼吸之气出入之道,因火毒结聚,气血凝结,以致喉腔狭窄,兼因痰涎阻塞气道,故见呼吸困难,尤以吸气困难、费力为明显。因气体经过狭窄的喉腔,故产生喉鸣音,咳时气体冲击喉部,而呈哮吼声。由于吸气时空气不能畅通地经过喉部进入气管和肺,肺气不足,胸腔内负压增加,故于吸气时出现天突、缺盆、肋间等处凹陷的三凹症。邪客于喉腔,声门开合不利,故声音嘶哑或语言难出。痰涎壅盛,阻于气道,随气上下,故有痰声,颇似拽锯。因咽喉肿痛,呼吸困难,故吞咽受阻,甚至水浆难下。唇青面黑,额汗如油,身汗如雨,四肢厥冷,神志昏迷,脉沉微欲绝,是濒临窒息,阴阳离决之危候。因病位主要在喉,故局部检查以喉部、声带红肿明显,而喉关及咽部可红肿或不红肿。

治疗　应注意呼吸困难情况,针对病因,解除呼吸困难症状,如出现第三度、第四度呼吸困难者,应立即进行气管切开,以便通过气管套管吸除痰涎,保持呼吸道的通畅,维持呼吸的进行。

(1)内治:宜泄热解毒,祛痰开窍,选用清瘟败毒散,方中以犀角为主药,结合玄参、生地、赤芍、丹皮、以泄热凉血解毒,去血分之热,以黄连、黄芩、栀子、石膏、知母、连翘清热泻火解毒,祛气分之热,桔梗、甘草宣通肺气而利咽喉。痰涎壅盛者,选加天竺黄、贝母、瓜蒌、葶苈、竹茹等清化热痰散结药物,并配合六神丸、雄黄解毒丸、紫雪丹、至宝丹等清热解毒,祛痰开窍的药物。大便秘结者,可酌加大黄、芒硝等。

(2)外治:

1)吹药:以冰硼散、珠黄散等清热解毒、消肿祛痰药物,频频吹喉。

2)蒸气吸入:选用金银花、菊花、薄荷、藿香、佩兰、葱白、紫苏等药,适量煎煮,令患者吸入其蒸气,以祛风清热,消肿通窍。

3)含漱:咽部有红肿者,用漱口方含漱,以清洁局部,并有解毒消肿之用。

(3)针刺疗法:

1)针刺:取合谷、少商、商阳、尺泽、少泽、曲池、天鼎、扶突、丰隆等穴,每次2~3穴,用泻法,不留针。或取少商、商阳出血泄热。

2)耳针:选用神门、咽喉、平喘等穴,针刺、留针15~30 min,每日1~2次。

(4)其他:根据病情,可配合擒拿法及提刮法(参考本书"咽喉病的治疗概要")。

呼吸困难进入第三度、第四度者,可行气管切开术。

由于喉腔异物、喉外伤、喉菌阻塞气道等引起的呼吸困难,应针对病因进行治疗。呼吸困难严重者,必要时也可参照本病,进行气管切开术。

【护理及预防】

古人有"走马看喉风"之说,形容本病病情危急,变化迅速,严重者瞬息间可以引起窒息死亡,故护理上要注意:

(1)密切观察病情的变化,做好充分的准备,随时进行抢救。

(2)为了避免加重呼吸困难症状,应多休息,少活动。

(3)痰涎较多,采取半卧位。

(4)饮服药物应缓缓吞咽,使药物能停留于局部较长时间,而发挥更大作用。

(5)饮食物忌燥热及甜腻,以免助长火势及滋生痰湿,加重病情。

本病的预防上,要注意及早防止和处理各种咽喉疾患,以免发展成本病。

【参考资料】

张汝伟医案:江北妇人李氏,夜半叩门求治,来者三人,开门纳入,但闻该妇人喉声如锯,以手指喉,不能动弹,气息急促,不待天明,必气闭而死,乃为之撬开牙关,吹入开关散,合乌牛散,须臾呕出腻痰稠粘如糊者,半瘀盅许,始稍能言语,继吹秘药合珠黄、柳华、中白,仍加乌牛散,诊脉滑数,苔腻而厚。急用方:陈胆星、九节菖蒲各一钱,竹半夏、象川贝、光杏仁、全瓜蒌、炒丹皮各三钱,生枳壳一钱半,炒姜蚕三钱,薄荷叶七分,嘱服一剂,天明再诊,何意数日未复,正在悬念,忽该人陪同另一妇人,来诊肝胃痛,云……药头煎下即松,二煎服后即愈,因经济拮据,不再调理。(摘自《国医万病自疗丛书·咽喉病》)

4.2.9　慢喉瘖

慢喉瘖,是指久病声音不扬,甚至嘶哑失音而言,故又称久瘖,属喉瘖一种。与慢性喉炎颇为相似。

【病因病理】

本病多由肺、脾、肾虚损而致。因声音出于肺而根于肾,肺主气,脾为气之源,肾为气之根,肾精充沛,肺脾气旺,则声音清亮,反之肺脾肾虚损,则有声瘖之证。分述如下:

1. **肺肾阴虚**　素体虚弱,或劳累太过,或久病失养,以致肺肾阴亏,肺金清肃不行,肾阴无以上承。又因阴虚内热生,虚火上炎,蒸灼于喉,声门失健而成瘖。

2. **肺脾气虚**　过度发音,耗伤肺气,或久病失调,肺脾气虚,气虚则无以鼓动声门,以致少气而瘖。

3. **气滞血瘀痰凝**　咽喉病后余邪未清,结聚于喉;或过度发声,耗气伤阴,喉咙脉络受损,皆可致气滞血瘀痰凝,致声带肿胀不消,或形成小结、息肉,妨碍发音而为瘖。

妊娠后期,出现声音嘶哑或失音者,称为子瘖,或称妊娠失音,也与肺肾有关,由于胎体渐大,阴津不足,肾精不能上承而致。

【诊断要点】

较长时间的声音不扬,甚至嘶哑失音,是诊断本病的主要依据,局部检查可见声带暗红、肥厚,有小结节或息肉,或声门闭合不良。

但应注意排除喉癣和喉菌而致者。喉癣而瘖,常是肺痨病的并发症,其病证较重,声带以溃疡为主,全身痨损症状明显。喉菌而瘖者,声带上肿物较大,多呈菜花样,颈部可有恶核。

【辨证施治】

本病临床上以肺肾阴虚为多,或气阴俱虚,或兼气滞血瘀痰凝。治疗上以养阴为主,兼以益气开音,或兼行气活血祛痰而开音。

1. **肺肾阴虚**

主证　以声音低沉费力,讲话不能持久,甚则嘶哑,日久不愈为主要症状。每因劳累、多讲话后症状加重。喉部微痛不适,干燥,喉痒,干咳痰少,常有"清嗓"习惯,当"吭喀"动作后,喉间自觉舒适。检查见声带微红肿,边缘增厚,喉关、喉底或红或不红。全身或有颧红唇赤,头晕耳鸣,虚烦少寐,腰痠膝软,手足心热,舌红少苔,脉细数等症状。

证候分析:肺肾阴虚,喉失濡养,功能衰弱兼以虚火上炎,而致声户开合不利,故见声音低沉费力,甚则声音嘶哑,讲话多则气阴受耗伤,故讲话不能持久;喉部微痛不适,干燥,喉痒,干咳痰少,乃虚火客于喉咙之故。虚火灼烁津液而成痰,故见声带及喉间常有少许痰涎附于其上,通过"吭喀"动作后,将其附着之痰涎清除,故喉间自觉舒适。虚火久郁于喉间,加之发声太过,损及声门脉络,而致气滞血瘀痰凝,故见声带及喉间微红肿,边缘增厚,因病在喉咙,故喉关、喉底可红或不红。颧红唇赤,头晕耳鸣,虚烦失眠,腰膝酸软,手足心热,舌红少苔,脉细数,均属肺肾阴虚,虚火上炎之象。

治疗

(1) 内治:宜滋养肺肾、降火利喉开音,用百合固金汤加减。方中以百合、生地、熟地滋养肺肾,麦冬、玄参滋阴降火而利咽喉,当归、白芍养血和阴,桔梗、甘草、贝母利咽喉化痰,可加蝉衣、木蝴蝶以开音。如虚火旺者,加黄柏、知母以降火坚阴。若咽喉干痒,咳嗽,焮热感为主的阴虚肺燥之证,宜甘露饮,以生津润燥降气。

(2) 外治:含服铁笛丸或润喉丸等。

(3) 针刺疗法:取合谷、曲池、足三里、天突等,每天 1 次,中等刺激,留针 20～30 min。或取耳穴咽喉、肺、扁桃体等,埋针 7～10 d。

2. 肺脾气虚

主证 声嘶日久,劳则加重,上午明显,语言低微,讲话费力,不能持久。检查咽喉粘膜色淡,声带松弛无力,闭合不良。全身可见少气懒言,倦怠乏力,纳呆便溏,唇舌淡红,舌体胖,苔白,脉虚弱。

证候分析:因肺脾气虚,气不足以鼓动声门,声带松弛无力,闭合不良,故语言低微,讲话费力不能持久,甚则声嘶;劳则耗气,气更亏虚,故劳则加重;上午为阳气初升而未盛,故气虚者以上午症状明显;气少不达四肢,故倦怠乏力;脾运不健,故纳呆便溏;唇舌淡红,舌体胖,苔白,脉虚弱均为肺脾气虚之证。

治疗

(1) 内治:宜补益肺脾,益气开音,用补中益气汤加诃子、石菖蒲等。以补中益气汤补益肺脾之气,加以诃子收敛肺气,利喉开音,配合石菖蒲通窍开音。湿重痰多者,可加法夏、茯苓、扁豆等去湿除痰。

(2) 外治:含服铁笛丸或润喉丸。

(3) 针灸疗法:取合谷、足三里等,用悬灸法,每日 1 次,每次 15～20 min,或直接灸,每穴 7～10 壮。

3. 气滞血瘀痰凝

主证 声嘶日久,讲话费力,喉内不适,有异物感,常作"吭喀"以清嗓,胸闷,舌质暗滞,脉涩,检查见声带色暗滞,有小结或有息肉,常有粘痰附其上(彩图 16)。

证候分析:因病久气血瘀滞,脉络不利,故声带暗滞,有小结或息肉,而声嘶症状较重,讲话费力,喉内不适,有异物感,因有痰凝,粘附于声带上,故常作"吭喀"以除其痰而清其嗓。胸闷是气滞之证,舌质暗滞,脉涩,是血瘀之证。

治疗

(1) 内治:宜行气活血、化痰开音,用会厌逐瘀汤加减。本方以桃仁、红花、当归、赤芍、生地活血去瘀,配合柴胡、枳壳行气理气,佐以桔梗、甘草、玄参宣肺化痰、清利咽喉而开音。痰多者加川贝母、瓜蒌仁、浮海石等。根据患者之肺肾阴虚或肺脾气虚情况,分别配用百合固金汤或补中益气汤等。

(2) 外治:含服铁笛丸或润喉丸。

(3) 手术疗法:手术摘除声带小结或息肉。

【护理及预防】

生活有规律,以防劳累耗伤气阴,引致虚火上炎,加重病情;减少发声,避免大声呼叫,以防损伤声带脉络,加重声带气血瘀滞情况。禁食煎炒炙煿,禁忌烟酒刺激。

本病多由急喉瘖反复发作或治疗不彻底而致,故及早防治急喉瘖,是预防本病的关键。

【参考资料】

(1)《景岳全书·声瘖》:瘖哑之病,当知虚实。实者其病在标,因窍闭而瘖也。虚者其病在本,因内夺而瘖也……内夺者有色欲之夺伤其肾也;忧思之夺伤其心也;大惊大恐之夺伤其胆也;饥饿疲劳之夺伤其脾也;此非各求其属而大补元气,安望其嘶败者复完而残损者复振乎。此皆虚邪之难治者也。

虚损为瘖者,凡声音之病惟此最多,当辨而治之。凡色欲伤阴病在肾者,宜六味地黄丸、附桂八味丸、左归丸、右归丸、人参平肺汤、大补元煎之类主之,或兼肺火者宜一阴煎、四阴煎、人参固本丸之类择而用之。凡饥饿疲劳而致中气大损而为瘖者,其病在脾,宜归脾汤、理阴煎、补中益气汤、补阴益气煎、温胃饮之类主之。凡忧思过度以致伤心脾而为瘖者,宜七福饮、归脾汤之类主之。凡病人久咳声哑者,必由元气大伤,肺肾俱败,但宜补肺气滋肾水,养金润燥,其声自出,或略加诃子、百药煎之类,兼收敛以治其标,务宜先本后标,庶可保全,若见其假热而过用寒凉,或见其痰盛而妄行消耗,则未有一免者矣。

(2) 喉瘖失音治验:李君,患失音有年,中西医治丝毫无效,一日踵门求治,言谈颇洽,先视其喉,用牙押将舌押下,但闻鸣鸣之声,甚响,张口极大时亦有声出,继察其会厌上下,以及悬雍垂等处,则红丝缭绕,间有细白点,挟杂其中,食物咽津,微觉梗痛,余曰,言为心声,心之脉贯肾,系舌本,舌为发音之器,先生必重虚其阴,动摇其精,精愈亏而火愈旺,徒用滋阴,不宣痰气,无益也,伊闻言,点头称是,乃为用南沙参、细生地、川贝母、鹅管石、光杏仁、冬瓜仁各三钱、淡天冬、橘白络、京元参各一钱半、仙半夏二钱,青芦尖二尺,剪去节,水煎服,外加中白、柳华二散,少加秘药,十日后复诊,白点已除,鸣鸣之声,亦细而少,改用西洋参半钱,金石斛三钱,淡天冬,橘白络各一钱半,柏子仁、冬瓜仁、川贝母、大生地、京元参、肥玉竹各三钱,山萸肉二钱,另紫蛤壳一两,先煎代水,共诊六次,不外此方出入,多年痼疾,竟能霍然。(摘自《国医万病自疗丛书·咽喉病》)

4.2.10 梅核气

本证为咽喉中的异常感觉,如有梅核塞于咽喉,咯之不出,咽之不下故名。其病与七情郁结,气机不利有关。以妇女为多见。

《金匮要略·妇人杂病脉证并治》最早描述了"妇人咽中如有炙脔"的症状。明代《赤水玄珠》卷三立梅核气病名:"生生子曰:梅核气者,喉中介介如梗状,又曰痰结块在喉间,吐之不出,咽之不下是也。"本证相当于咽部神经官能症或癔球。

【病因病理】

肝主疏泄,性喜调达,若为情志所伤,肝失调达,则肝气郁结,循经上逆,结于咽喉;或因肝病乘脾,以致肝郁脾滞,运化失司,津液不得输布,积聚成痰,痰气互结于咽喉而发病,正如《直指方》所说,本病系由于"七情气郁,结成痰涎,随气积聚"而成。有因妇人断经前后,肝易失疏泄调达之常,气机不利,气滞痰凝,而生此病者。

【诊断要点】

本病以咽内异物梗阻感为主要症状,但不妨碍饮食,咽内检查无异常发现。

诊断时要与虚火喉痹相鉴别,两者虽均有异物感症状,但虚火喉痹多见咽部充血,颗粒增生,状如帘珠,而本病咽喉局部无异常改变,症状与情志变化有关,故可资鉴别。

诊断时也要排除咽喉及食道的肿物。咽喉及食道有肿物者,常有进行性吞咽困难症状,而本病虽有异物感,但吞咽并不妨碍,局部检查及 X 线吞钡检查也有助于鉴别诊断。

【辨证施治】

主证 患者自觉咽喉中有异常感觉,如有物梗,咯之不出,吞之不下,没有疼痛,不碍饮食。其症状每随情志之波动而变化,时轻时重。检视咽喉,并无异常,或虽有变异,亦甚轻微。全身症状,患者每见精神抑郁,诸多疑虑,胸胁胀满,纳呆,困倦,消瘦,便溏,妇女常见月经不调,舌质暗滞,脉弦。

证候分析:肝经经脉上行于咽喉,情志抑郁则伤肝,以致肝郁气滞,经络之气不舒,随经上逆,结于咽喉,故有如梅核之气而无其形,肝病及脾,以致肝郁脾滞,津液不得输布,积聚成痰,痰气循经互结于咽喉,故咽喉中如物梗阻,咯之不出,吞之不下,且不碍饮食。肝喜条达而恶抑郁,故其症状,每随情志之波动而变化,时轻时重。因其为无形之气,故检查时并无异常。

情志所伤,肝失调达,故见精神抑郁,诸多疑虑;足厥阴肝经之脉,循经胁肋,肝气郁滞,故见胸胁胀满;肝气乘脾,脾虚失于健运,故见纳呆,困倦,消瘦,便溏;肝藏血,肝郁气滞,则血脉瘀阻,故见妇女月事不调。舌质暗滞,脉弦也是肝气郁结、气机不利之表现。

治疗

(1) 内治:宜疏肝解郁,行气导滞,散结除痰,用半夏厚朴汤主之。本方用半夏、生姜辛以散结,苦以降逆,厚朴行气导滞,茯苓佐半夏以利饮除痰,紫苏芳香以疏通郁气,俾气舒痰去,病自愈矣。正如《医方集解·理气之剂》中说:"气郁则痰聚,故散郁必以行气化痰为先。"如见情志抑郁,胸胁胀满,郁结明显者,可酌加越鞠丸之类,以增强行气开郁的作用。若肝气横逆犯脾,兼见肝郁脾虚者,应予疏肝理脾,可配合逍遥散之类。

(2) 外治:用冰硼散,或冰麝散慢慢咽服,每次 0.5 g,每日 6～7 次,以减轻局部不适。

(3) 针刺疗法:取合谷、内关、太冲以疏肝理气。取丰隆以化痰散结。并亦可用毫针刺廉泉穴,针向上刺至舌根部,并令患者作吞咽动作,至异物感消失为止。

【护理及预防】

(1) 细心开导,解除思想顾虑,增强治疗信心。

(2) 少食煎炒炙煿辛辣食物。

(3) 加强体育锻炼,增强体质,或用咽喉部的导引法进行锻炼。

【参考资料】

《治咽喉经验点滴》:范××,年五十,经水断而复来,时而淋漓,时而点滴,缠绵断续,继而喉中如有异感,吞之不下,吐之不出,殆《金匮》所谓"喉如炙脔"是也,过月未愈,渐感气冲咽喉,脉涩,加以家务樱心,形劳神疲,渐而少食,羸瘦,乃以半夏厚朴汤加甘草与之,三服咽利而胸舒,后以逍遥、归脾调理而安。(摘自《广东医学》祖国医学版 1964 年第 2 期)

4.2.11 骨鲠

骨鲠是指鱼骨或其他骨类鲠于咽喉或食道,以致咽喉疼痛,吞咽不利,甚至因此感染邪毒,而致咽喉肌膜腐烂化脓,更重者,也有引起窒息的危险。本病是咽喉异物中常见的一类。

【病因病理】

由于饮食不慎,误将鱼刺或其他骨类鲠于咽喉、食管,或损伤肌肉,邪毒乘机而入,气血凝滞,热毒熏蒸,以致咽喉肌膜产生红肿、腐烂、化脓成痈等症。

【诊断要点】

进食鱼类或其他带骨类食物之后,即出现咽喉部疼痛,异物感,妨碍饮食等症状,提示有骨鲠的可能性,咽喉部检查发现骨刺即可明确诊断。若患者诉说疼痛部位较低,则应做 X 线食管钡餐检查,以协助诊断。

【辨证施治】

主证　较小之骨鲠,仅有咽喉异物感,或吞咽疼痛,如刺伤肌膜血络,可见唾液中带血。较大的骨鲠,症状更明显,有异物感,疼痛剧烈,吞咽困难。若骨鲠于喉头声门区,可引起呛咳、失音,甚至窒息。检查时应重点注意喉核、会厌豀、梨状窝等处,可发现骨刺停留或损伤的部位。若骨鲠部位较低,X线食管钡餐检查,多可见含钡棉团勾挂现象。

若骨鲠时间过久,可引起患处红肿、腐烂、化脓、疼痛加剧,吞咽困难加重等,或兼见全身发热。

证候分析:咽喉、食道乃水谷之通道,饮食不慎,误将鱼刺等骨类鲠于咽喉或食道,刺伤肌膜则引起疼痛,吞咽尤甚;刺伤血络,故见唾液中带血。喉核、会厌豀、梨状窝等部位为骨刺易于滞留之处,故检查时应重点注意。

若骨类刺伤肌膜过久,可致患处气滞血瘀,瘀甚则化热,邪毒乘机侵袭,邪热蕴积,灼伤肌膜血脉,甚则化腐成脓,故出现患处红肿、腐烂、溢脓,疼痛加剧,吞咽困难加重等。患处邪热壅盛,波及全身,故兼见全身发热。

治疗

(1) 钳取骨刺:检查咽喉部,发现骨刺者,用钳取出。部位较低者,可在喉镜或食道镜下寻找骨刺,用异物钳将其取出。

(2) 松脱骨刺:对有骨刺存在而无法钳取者,可用此法。用威灵仙30 g,水两碗,煎成半碗,加白醋半碗,徐徐含咽。或用砂仁、草果、威灵仙、乌梅各10 g,白糖30 g,水煎3～4碗,连续饮尽可使骨松脱而下。

(3) 粘附骨刺:吞食饴糖、韭菜等,以粘附骨刺,吞咽而下,但目前较少使用。

对于骨刺损伤染毒,若患处红肿、腐烂、化脓者,宜清热解毒,消肿止痛,服三黄凉膈散。并用金银花、甘草煎水漱涤患处以清热解毒;用冰硼散,或珠黄散吹患处,以清热解毒,化腐生肌。

【护理及预防】

(1) 在进食时要细心咀嚼,不要谈笑,以防误吞骨刺;小儿进食有刺的食物最好能剔除骨刺。

(2) 骨鲠咽喉后,应到医院医治,不要自己用馒头、米饭下咽,以免使骨刺加深。

(3) 若咽喉被骨刺划伤者,最好进食冷流食1天,可减轻疼痛及防止染毒。

【参考资料】

《威灵仙治诸骨鲠》:本文介绍用威灵仙治疗骨鲠104例,其中90例(87.6%)服药后骨鲠顺利消失,14例(12.4%)服药无效,在喉镜或食道镜下取出骨鲠。结合动物实验的结果,他们认为威灵仙治疗骨鲠的作用机理为:①可能直接作用改变平滑肌收缩状态,即兴奋性增强和由节律收缩变成蠕动。②有对抗组胺的作用,可能骨鲠后,局部挛缩,应用威灵仙即呈松弛,蠕动改变,故可使骨鲠松脱。③服药后咽喉食道的分泌带酸性,可能有助于其发挥疗效。(摘自《新医学》1973年第3期)

5. 口 齿 科

5.1 口齿科概述

口齿唇舌是人体重要组成部分之一,具有进水谷、辨五味、泌津液、磨谷食、助消化及出语音等功能,为胃系之所属。《世医得效方》卷十七说:"口为身之门,舌为心之官,主尝五味,以布五脏焉。"《血证论》卷六亦指出:"口者胃之门户。"《难经》对口齿唇舌的生理解剖有比较详尽的论述,《难经·第四十二难》说:"口广二寸半,唇至齿长九分,齿以后至会厌,深三寸半,大容五合。舌重十两,长七寸,广二寸半。咽门重十二两,广二寸半,至胃长一尺六寸。"说明古人对口齿唇舌解剖学的重视。

5.1.1 口齿与脏腑经络的关系

口齿唇舌,通过经络的运行,与脏腑密切地联系起来,在五脏六腑中,与脾、心、肾、胃、肝更为密切。

脾　口为脾之外窍。《素问·阴阳应象大论》说:"脾主口……在窍为口。"《灵枢·五阅五使》说:"口唇者,脾之官也。"《灵枢·经别》说:"足太阴之正……贯舌中。"说明口唇舌与脾的关系。脾主运化,功能健旺,则津液上注口腔,唇红而润泽,舌下金津、玉液二穴得以泌津液助消化,可知口齿唇舌与脾在生理功能上是互相配合,才能完成腐熟水谷,输布精微之功能,故《灵枢·脉度》有"脾气通于口,脾和则口能知五谷矣"之说。若脾有病变,则常波及于口齿唇舌而发病,如《世医得效方》卷十七说:"脾闭则白胎(苔)如雪,此舌之为病也","脾冷则口甜"。《医学正传》卷五亦有"脾热则口甘",在《证治准绳·杂病》第八册有"风热传脾,唇肿裂或患茧唇"的病理变化,临床上有以唇舌来候诊脾的病变,如《灵枢·师传》说:"脾者,主为卫,使之迎粮,视唇舌好恶,以知吉凶。"

心　舌为心之苗,《素问·阴阳应象大论》说:"心主舌……在窍为舌。"《灵枢·五阅五使》说:"舌者心之官也。"指出了心与舌的密切关系。在《灵枢·邪客》有"心者,五脏六腑之大主也,精神之所舍也。"心主神明,心经健旺,则舌能辨五味,故《灵枢·脉度》说:"心气通于舌,心和则舌能知五味矣。"可见心与舌的生理关系。若心火偏盛,或心阴亏损,可引起口舌病变。如《素问·脉要精微论》说:"心脉搏坚而长,当病舌卷不能言。"《外台秘要》卷二十二亦说:"舌主心,藏热即应舌生疮裂破,唇揭赤。"指出了心与舌的病理关系。

肾　肾主骨,齿乃骨之余,而肾之经脉,上系于齿,齿的生理功能和病理变化,与肾的盛、衰有着一定关系,《素问·上古天真论》说"丈夫八岁,肾气实,发长齿更","三八肾气平均,筋骨劲强,故真牙生而长极","五八肾气衰,发堕齿槁"。指出肾与齿的生理关系,肾气的盛衰,影响着齿的变化。肾脏发生病理变化,也常引起牙齿发生病变。如《素问·痿论》说:"肾热者色黑而齿槁。"《直指方》也指出:"齿者骨之所络,髓之所养,肾实主之,故肾衰则齿豁,精盛则齿坚,虚热则齿动。"

胃　胃经食道、咽直通口齿,为胃系之所属,脾与胃互为表里,二者相互结合完成它们的生理功能,故口齿与胃的关系密切,足阳明胃经连于舌本络于唇口,因此胃的功能失常,易引起口齿疾病。在临床上常见口齿疾病多为胃腑热盛所致。

肝　肝经的支脉环唇内,其筋脉络于舌本,其经气上通舌唇,它们之间联系紧密,若肝脏功能失常,易引起口腔发生病变,在《素问·痿论》有"肝气热,则胆泄口苦……"《世医得效方》卷十七说:"肝脉络于舌本……肝壅则出血如涌。"在《丹溪心法》、《医学入门》、《景岳全书》也提出"肝热则口酸"的病理关系。

口腔病,亦与胃、小肠、膀胱等功能失调有关,如牙痛为脾胃之热灼腐牙龈所致,口糜为膀胱湿热而起。

循行于口腔的经脉比较多,计有:

手阳明大肠经,挟口入下齿中。

足阳明胃经,入上齿中,出挟口环唇。

足太阴脾经,挟食道两旁连舌本散舌下。

足少阴肾经,上行沿喉咙,挟于舌根两侧。

足厥阴肝经,其支脉下行颊里,环绕口唇。

督脉下行至龈交。

任脉、冲脉,经咽喉上行环绕口唇。

足阳明经别,上循出于口。足太阳络别贯舌中。手太阳、手少阳、足少阳之经,均循行于颊部。

5.1.2　口齿病的病因病理概述

口齿唇舌的疾病与风、热、寒、湿等邪毒侵袭、脾、胃、心、肾、肝等脏腑发生病理变化有密切关系。兹将其病因病理归纳分述于后:

1. **邪毒侵袭**　口腔为脾胃之外窍,若脾胃功能失调,口齿唇舌失健,毒邪得以乘机侵犯,壅结于口齿唇舌,引起气血滞留,脉络瘀阻而发病。侵犯的邪毒有风热与风寒不同。风热邪毒侵犯,蒸灼口腔肌膜龈肉,以致气滞血瘀,出现红肿痛痒及牙痛,得热痛加,得凉痛减等症状。风寒邪毒侵犯,寒邪凝闭,脉络痹阻,则口腔肌膜龈肉苍白浮肿,以及牙痛得凉痛加,得热痛减等症状。

2. **脾胃热盛**　脾主运化,输布精微,胃主受纳熟腐水谷,若因过食炙煿,脾胃蕴热,热毒壅盛于里,或因外感的邪热壅盛内传胃腑,热困中焦而化火,火性上炎,火热循经上炎口齿唇舌,而致肌膜红肿溃烂疼痛;甚则热伤血脉而齿衄、舌衄;若火热灼腐肌膜,则化脓成痈。亦有因脾经蕴热,湿浊不化,久蕴化热,或膀胱湿热泛及脾胃,均可致湿热上蒸于口舌,发生肌膜糜烂,表面腐物多。如为火热与痰湿凝结于舌下,可成痰包。湿热困结口齿,郁久生腐,遂致牙体蛀蚀,而成龋齿。

3. **心火上炎**　思虑过度,或热病之后,内伤心阴,心阴不足,心火循经上炎,口舌受灼,则肌膜溃烂,可伴有心烦,失眠,口渴,舌尖红,苔黄,脉数;若邪毒内蕴,心经受热,心火上攻于舌,热邪伤津成痰,痰热结聚于舌,则舌体胀胖强硬,语言蹇涩,并有憎寒壮热。

4. **肾阴亏损**　肾精亏损无以上濡,口腔失于滋养,功能失健,加以阴虚则火旺,虚火上炎而为病,如虚火牙痛、反复发作口疮等。肾虚则髓弱骨枯,骨枯则不能固齿,易生龋齿。若为邪毒侵犯,滞留牙龈,久则伤肌蚀膜,血脉收缩而萎缩。

5.1.3　口齿病的辨证要点

口齿唇舌病的辨证,与耳、鼻、咽喉科一样,以四诊合参、八纲与脏腑辨证结合。兹将几个主要局部症状辨证要点简述如下：

1. 辨溃烂

（1）溃烂点呈黄浊色，周围粘膜色红，多为实热之证。

（2）溃烂点呈灰白色或污浊，周围颜色淡红，多属阴虚之证。

（3）溃烂成片，布于口腔，表面腐物松厚、灰白如糜粥样，周围红肿，多为膀胱湿热，或脾不化湿，湿热上蒸。

（4）唇肿破裂溃烂，流水，多为脾不化湿，湿热困聚。

（5）牙龈萎缩，边缘溃烂，牙根宣露，萎缩溃烂呈红色，是肾虚虚火上炎；萎缩溃烂色淡者，是为气血亏损。

（6）唇舌破裂，色嫩红，或呈线形裂缝，多为脾虚血少风燥之证。

2. 辨疼痛

（1）疼痛见于病的初起，多为外邪侵犯。疼痛较剧而患处红肿是风热邪毒所犯；疼痛轻微，患处不红，为风寒邪毒侵袭。

（2）患处疼痛得凉痛减者，为风热之证；得热痛减者，为风寒之证。

（3）若疼痛时重时轻，多为正虚邪实之候；若疼痛持续，为邪毒壅阻脉络、气血凝聚实证。

（4）疼痛日久朝轻暮重，多为阴虚之证。疼痛朝重暮轻，多为阳虚之证。

3. 辨红肿

（1）牙龈唇舌红肿疼痛，多为风热或胃火实热。

（2）牙龈浮肿，不红而痛，或牙龈微红微肿，牙齿浮动，咬物时痛，午后痛加剧，是阴虚火旺。

（3）舌红而肿大，为肝脾有热，血热上逆，瘀滞脉络；若风热相煽，则舌体强硬，活动不灵。

（4）患处肿胀不红，质软者，属痰涎湿浊凝聚之证。

4. 辨脓血

（1）脓多稠黄有臭味，为脾胃火热蒸灼。

（2）脓稀无味或流脓日久渗渗而出多为脾肾虚损，气血不足而致。

（3）龈肉溃烂，血液时时渗出，多属肾虚。

（4）龈肉红肿出血，量较多，为脾胃实热。

5.1.4 口齿病的治疗概要

口齿唇舌病的治疗，与耳、鼻、咽喉科一样，根据不同脏腑病变，临床不同证状表现，采取各种不同治法。兹将常用治疗方法列下：

1. 内治法

（1）疏风清热：用于风热外邪侵犯而致的口齿疾病，如风热牙痛、牙痈、口疮等，有发热恶寒的风热表证者，用疏风清热药物以散表邪，清热毒。常用方如薄荷连翘方、疏风清热汤；药物如牛蒡子、菊花、桑叶、连翘、金银花、薄荷、地丁等。

（2）清心凉血：用于心火上炎，熏灼口舌，证见口舌溃烂，心中烦热，面色红，舌质红，苔黄等，用黄连解毒汤，以清心降火，凉血解毒；药物如黄连、栀子、丹皮、生地、紫草、淡竹叶、莲子心等。

(3) 清利湿热:用于脾不化湿,湿热熏蒸,或湿热蕴结膀胱,气化失常,以致湿热上熏的口齿唇舌疾病,证见口内肌膜肿胀发红,满口糜烂,疼痛,食呆,口臭,或有发热,小便黄赤,苔黄腻,脉濡数等,宜用清热利湿药物,使上蒸之湿热从下渗出。常用方如加味导赤散、加味四苓散;常用药物如泽泻、车前子、茵陈、冬瓜仁、木通等。

(4) 利膈通便:用于热毒壅盛于里,热困脾胃,以致里热上灼,口齿疼痛,口腔溃烂或红肿,口热,口臭,并有便秘腹胀等,用泻下药物使壅盛的里热从下而泄,方如大承气汤,常用药物如大黄、芒硝、番泻叶等。兼有表证者,与解表药同用,方如凉膈散。若患体素虚,气阴亏损,而有里热者,宜用火麻仁、郁李仁等药以润下通便,除去里热。

(5) 清化痰浊:用于痰浊停聚而致的口腔肿胀疾病,如痰包、舌肿胀等,用化痰行气,清利湿浊药物,以清除凝聚的痰浊。方如加味二陈汤;常用药物如瓜蒌、贝母、竹茹、半夏,桔梗等。

(6) 滋养阴液:用于肾阴不足,虚火上炎或胃津亏虚而致的口齿疾病,如虚火口疮、虚火牙痛、肾虚牙宣等,方如六味地黄汤、知柏地黄丸等;常用药物如熟地、女贞子、旱莲草、龟板、五味子等。

(7) 补益气血:用于气血亏损,口齿唇舌失于濡养而致的疾病。如牙宣、牙衄、口疮等,用补气养血药物,以扶助正气,助以祛邪外出。方如补中益气汤、八珍汤;药物如黄芪、党参、枸杞子、黄精、熟地等。

(8) 散瘀排脓:用于口齿部痈肿,焮热肿痛,如牙痈、牙骹痈、骨槽风等,宜清热解毒,活血散瘀,托毒排脓,方用仙方活命饮。药物如穿山甲、皂角刺、白芷、当归尾、赤芍、金银花、贝母等。如身体虚弱,正不胜邪,脓肿溃破日久不愈,宜扶助正气,补托排脓生肌,方如托里消毒散。

2. 外治法

外治方法很多,一般常用的有:

(1) 吹药:用药粉吹布于口、齿、唇、舌患部,以达到清热解毒、消肿止痛、祛腐生肌的目的,是局部常用的有效疗法,如冰硼散、细辛散、珠黄散、牙疼散等。

(2) 敷药:用药物敷贴患部或穴位,以达到治疗效果。患处红肿痛,用清热解毒,消肿止痛药物敷贴,如牙痛,波及颌面部肿胀者,用如意金黄散敷贴颌面肿胀部。虚火上炎,熏蒸口腔或牙龈,用降火药物,以降虚火,消肿痛,如虚火牙痛,用龙眼白盐散敷贴牙龈痛处,用吴茱萸捣烂敷双足涌泉穴,使浮游上炎之火下行,以引火归原。

(3) 含漱:用药液漱涤口腔,起清洁患部及清热解毒的作用。常用方如漱口方。若溃面腐物多,宜马勃、升麻等量,煎水含漱,以解毒祛腐。用蜂房汤含漱,治龋齿牙痛。

(4) 刺割:成熟的痈疮或突然发生的血泡,用消毒尖刀或三棱针刺割,使其溃破,流出脓液或血液,达到消肿止痛的作用。

(5) 拔牙法:不能再保留的患牙可以将其拔除。

3. 针灸疗法

(1) 针灸:多用于治疗牙痛。实证者宜泻火止痛,一般取足阳明胃经、手阳明大肠经的穴位,如合谷、颊车、内庭、下关、太阳等,针刺捻转泻法。虚证者宜补虚止痛,常用足少阴肾经的穴位,如太溪、阴谷、照海等,弱刺激,补法,并可用悬灸法。

(2) 耳针:常用穴位如上颌、下颌、屏尖、神门等,强刺激,留针 10～20 min,或埋针。

（3）穴位注射：常用于一些慢性口腔疾病。如口腔肌膜溃烂，于颊车、手三里注入维生素 B_1 0.5 ml，或当归注射液，每穴 0.5 ml，隔天 1 次，以调补气血，而达到治疗效果。

4. 穴位指压止痛法

本法是用拇指按压穴位，或加以揉动，至局部出现痠、麻、胀、重感觉，3～4 min 后疼痛便消失或减轻，使用穴位如合谷、颊车、下关等，多应用于拔牙及止牙痛。

5.2　口齿科疾病

5.2.1　牙痛

牙痛是口齿科疾病常见症状之一，无论是牙齿或牙周的疾病都可发生牙痛。牙痛原因很多，其表现有所不同。因此，对牙痛的患者必须仔细询问病史，根据牙痛的病因病理不同，临床辨证大致分为风热牙痛、胃火牙痛及虚火牙痛等类型。

【病因病理】

1. 风热侵袭　风火邪毒侵犯，伤及牙体及牙龈肉，邪聚不散，气血滞留，瘀阻脉络而为病。《外科正宗》卷四曰："齿病者，有风，有火，亦有阳明湿热，俱能致之。风痛者，遇风发作浮肿，随后生痛，以消风散治之。"

2. 胃火上蒸　胃火素盛，又嗜食辛辣，或风热邪毒外犯，引动胃火循经上蒸牙床，伤及龈肉，损及脉络而为病。如《辨证录》卷三曰："人有牙齿痛甚不可忍，涕泪俱出者，此乃脏腑之火旺，上行于牙齿而作痛也。"又说："人有牙疼日久，上下牙床尽腐烂者，至饮食不能用，日夜呼号，此乃胃火独盛，有升无降之故也。"

3. 虚火上炎　肾主骨，齿为骨之余，肾阴亏损，虚火上炎，灼烁牙龈，骨髓空虚，牙失荣养，致牙齿浮动而痛。《辨证录》卷三说："人有牙齿疼痛，至夜而甚，呻吟不卧者，以肾火上冲之故也，然肾火上冲，非实火也。"

【诊断要点】

牙痛为一症状，凡以牙齿疼痛为主要症状者，均可诊为牙痛。但临床上，必须辨明发生牙痛的病因病理和所属疾病。

【辨证施治】

1. 风热牙痛

主证　牙齿疼痛，呈阵发性，遇风发作，患处得冷则痛减，受热则痛增，牙龈红肿，全身或有发热、恶寒、口渴，舌红、苔白干，脉浮数。

证候分析：风热侵袭，火郁牙龈，瘀阻脉络，故牙齿疼痛，遇风发作，牙龈红肿；风热为阳邪，得冷则痛减，受热则更助风火而痛增。风邪外袭在表，与热相搏，故见发热、恶寒、口渴、舌红、苔白干、脉浮数。

治疗

（1）内治：宜疏风清热，解毒消肿之法，选用薄荷连翘方。方中以薄荷、牛蒡子疏风清热，金银花、连翘、竹叶、绿豆衣、知母、生地黄清热解毒，凉血止痛。或用薄荷 15 g、白蒺藜 15 g、露蜂房 15 g，水煎服，以清热解毒，祛风止痛。

（2）外治：宜祛风清热，消肿止痛，用竹叶膏擦牙痛处，方中以竹叶清解风热，佐以生姜、白盐，借辛散咸寒降火之力，以消肿止痛。

（3）针刺疗法：

1）针刺：取合谷、下关、颊车、风池、太阳、内庭、太溪、行间、太冲、牙痛穴(位于掌面第3、4掌骨距掌横纹1寸处)。每次2～3穴，强刺激捻转泻法。每天1～2次。

2）耳针：取面颊、屏尖敏感压痛点，捻转后留针15～30 min，如需持续止痛可做耳针埋藏。

3）指压法：前三齿上牙痛取迎香、人中。下牙痛取承浆。后五齿上牙痛取下关、颧突凹下处。下牙痛取耳垂与下颌角连线中点、颊车、大迎。以指切压，用力由轻逐渐加重，施压15～20 min。

4）穴位注射：用鱼腥草注射液或柴胡注射液注入合谷或患侧下关，每穴0.5～1 ml。

2. 胃火牙痛

主证　牙齿疼痛剧烈，牙龈红肿较甚，或出脓渗血，肿连腮颊，头痛，口渴引饮，口气臭秽，大便秘结，舌苔黄厚，脉象洪数。

证候分析：足阳明胃经循行入齿，胃火炽盛，循经上蒸齿龈，"人身之火，惟胃最烈"，火既升于齿牙，故牙齿痛，牙龈红肿较甚。火盛伤脉络则渗血，伤肌膜则化腐成脓。若火热结聚不散，则肿连腮颊；邪热上扰则头痛；热伤津液，故口渴引饮，大便秘结，口有臭气，舌苔黄厚，脉洪数均为胃腑热盛之象。

治疗

(1) 内治：宜清胃泻热，凉血止痛，选用清胃散。方中黄连、石膏清胃泻火，丹皮、生地养阴清热，凉血止痛，升麻散阳明之火，当归和血。若胃腑困热，大便秘结，加大黄以通里泻热；若肿连腮颊，加板蓝根、蒲公英、地丁等；若胃火上蒸，灼伤血络，齿龈出血，宜清胃凉血，选用鲜芦根、西瓜翠衣、竹叶、绿豆、丝瓜络、薄荷、酌加石膏、鲜地黄、金银花等。

(2) 外治：宜清热辟秽，消肿止痛。

1）含漱：用漱口方或淡盐水含漱，或用黄芩45 g，玄参15 g，地丁30 g，煎水含漱，以清热、解毒、消肿。

2）擦牙：用竹叶膏擦牙龈痛处，以清热辟秽、止痛。

3）敷药：肿连腮颊，如意金黄散调水外敷以解毒消肿。

(3) 针刺疗法：参考"风热牙痛"。

3. 虚火牙痛

主证　牙齿隐隐作痛或微痛，牙龈微红，微肿，久则龈肉萎缩，牙齿浮动，咬物无力，午后疼痛加重。全身可兼见腰部痠痛，头晕眼花，口干不欲饮，舌质红嫩，无浊苔，脉多细数。

证候分析：肾阴虚，虚火上炎，结于齿龈，故牙齿隐隐作痛或微痛，牙龈微红，微肿。虚火长时灼烁，龈肉受损而失于濡养，发生萎缩。肾主骨，齿为骨之余，肾虚失于濡养，牙龈萎缩，则牙齿不固，而牙根浮动，咬物无力。午后阳明经气旺盛，更助虚火上炎，因此午后疼痛较重。腰为肾之府，肾阴虚则腰部痠痛。阴虚髓海不足，故头晕眼花，虚火伤津，故咽干但不多饮。舌质红嫩，无浊苔，脉多细数，此为阴虚之表现。

治疗

(1) 内治：宜滋阴益肾，降火止痛之法。选用知柏八味丸加狗脊。方中以知柏地黄丸滋阴降火，配用狗脊，以增强健肾壮筋骨、治腰痛作用；如兼有脾虚者，宜用左归丸，以滋阴补肾健脾。

(2) 外治：宜降虚火。用龙眼白盐方贴牙龈痛处，方中龙眼肉滋阴补肾，白盐以降虚火。

或用淡盐水含漱。

（3）针刺疗法：参考"风热牙痛"。

【护理及预防】

由于进食及食物的刺激每能使牙痛增剧，因此，对牙痛病人的护理要注意饮食方面的调节。饮食物不宜过温过冷，要富于营养而易于消化，最好进食流质或半流质。宜清淡食物，忌辛辣煎炒及过酸过甜。

注意口腔卫生，每日最少早晚各刷牙一次，除去牙面和牙间隙中污垢及食物碎屑，保持牙齿洁净，是防治牙病的重要措施。《直指方》曰："百物养生莫先口齿，不漱不洗，损蠹之媒，凡暑毒酒毒常伏于口齿之间，莫若时时洗漱之为愈也。"《外台秘要》曰："每旦以盐一捻内口中，以煖水含，和盐揩齿百遍，可长为之，口齿牢密。"可见防治齿病，注意漱口刷牙是重要的。

【参考资料】

《张子琳医疗经验选辑》：风火牙痛。范××，女，27岁，1972年2月20日初诊：一年来，右侧磨牙疼痛反复发作，牙已腐蚀掉块。本次发作则已二十余天，患牙疼痛不止，有浮动感觉，不敢对咬。牙龈红肿连及右腮肿痛发烧，引起项部臖核肿大，压之疼痛，曾口服四环素，注射青链霉素等药品，皆难以控制。脉弦数，综合脉症，诊为风火牙痛，拟以清热祛风为治。处方：

生石膏15g　细辛2g　升麻2g　槐花10g　丹皮6g　地骨皮10g　酒黄芩10g　白芷6g　荆芥6g　防风6g　甘草6g　薄荷6g　板蓝根12g　水煎服。

2月25日再诊：上方服二剂后，患者肿痛显著减轻，唯臖核未全消，脉弦。上方去升麻、细辛，加夏枯草10g，水煎服二剂后，肿痛遂止，嘱其勤刷牙、勤漱口，注意口腔卫生。

按　牙痛一证，多为风火虫虚。以胃足阳明之脉入上齿中，大肠手阳明之脉入下齿中，故实证多属阳明风火。齿为骨之余，肾主骨，故虚证多肾虚火炎。本案腮肿为风，牙痛为火，其脉弦为风，数为火，为风火实证，故以石膏、黄芩、板蓝根等清热泻火，槐花、丹皮、地骨皮凉血清热，白芷、防风、升麻、细辛等祛风止痛，二剂而效，四剂而愈。若不辨脏腑经络，虚实寒热，虽为小病，亦难治愈。

附　龋齿牙痛

龋齿是牙齿组织被龋蚀，逐渐毁坏崩解，形成龋洞的一种疾病，是口腔的常见病和多发病。如不及时治疗，龋坏继续向深部发展，可引起疼痛，称龋齿牙痛。牙齿龋蚀严重，可影响甚至丧失咀嚼功能，并可成为病灶引起其他口齿疾病，对人类危害很大。因此，预防龋齿，早期发现、早期治疗相当重要。祖国医学历代文献，对龋齿有过不少的记载，提出了很多治疗方法。本病病名繁多，如虫蚀牙齿、蛀蚛（蚛指虫食物）、蚛牙、齿蚛、蛀牙、虫牙、烂牙等等都是龋齿的别名。

【病因病理】

平素不注重口腔卫生，牙齿污秽，食物残渣塞于牙缝间隙，或过食甘甜、膏粱厚味，以致胃腑积热，上冲于口齿之间，湿气乘之，湿热相搏不散，困结口齿，郁久生腐，遂致牙体被蛀蚀，形成蛀洞，伤及牙体，损及络脉。《辨证录》卷三指出："人有多食肥甘，齿牙破损作疼，如行来行去者，乃虫疼也……不知过食肥甘，则热气在胃，胃火日冲于口齿之间，而湿气乘之，湿热相搏而不散，乃虫生于牙矣。"古人限于当时条件，而谓有牙虫，实则为胃火湿热所致。此外，肾虚，牙齿失于濡养，也与龋齿的形成有关。

【诊断要点】

因龋齿引起的牙痛，诊断不难。检查见牙齿龋蚀，表现牙面粗糙，黑褐色，有深浅不同的龋洞，甚至崩溃，遗留残根。

【辨证施治】

主证　牙齿被龋蚀成洞，龋洞受刺激时引起疼痛，轻者可无症状或稍有瘀感，重者牙疼时发时止，遇冷热酸甜等刺激疼痛加剧。重者痛不可忍，涕泪俱出，夜不能寐。检查见牙齿有不同程度深浅的龋洞，龋洞呈白垩色、黄褐色或黑褐色，常有食物嵌塞于龋洞内，龋洞深者，常有触痛，甚者牙齿崩溃，遗留残根。

证候分析:由于过食肥甘,热气在胃,胃火冲于齿间,而湿气乘之。湿热相搏于齿,故牙齿被蚀损蛀空成洞,洞浅未损及牙之络脉,外邪未侵及,则无明显症状。洞深外邪侵入脉络,故遇冷热酸甜等刺激疼痛加剧,若洞损及牙体络脉,外邪与胃火蒸灼,疼痛不可忍,涕泪俱出,夜不能寐。因有龋洞,又不注意清洁,故食物易于嵌塞洞内,洞内有食物刺激,又易于诱发疼痛及加重病情。

治疗

(1) 内治:宜清胃泻火,去湿止痛,选用清胃汤加露蜂房、海桐皮等。清胃汤有清胃泻火去湿作用,助以露蜂房、海桐皮以解毒杀虫祛风,从而达到止痛之功。

(2) 外治:

1) 用清热辟邪,辛散止痛的药物置于龋洞内。可选用牙疼散。方中以荜茇、细辛、高良姜、白胡椒辛散辟邪止痛,白芷消肿排脓止痛,冰片、薄荷祛风清热,散邪止痛,雄黄解毒杀虫。也有用牙疼散放于患侧鼻孔内,而获止痛效果。

2) 用棉花蘸 50% 两面针根酒精放入龋洞。

3) 用花椒末、巴豆一粒,研制成膏,棉花包裹,放龋洞内。

4) 用露蜂房、金银花等量煎水漱口。

(3) 针刺疗法:上牙痛取太阳、下关、合谷等穴;下牙痛取地仓、颊车、合谷等穴。

(4) 充填患牙(补牙):发现龋洞时,应及早给予充填,以阻止龋蚀进行,对较深或疼痛龋齿,需清洁龋洞及治疗后,牙齿无疼痛时方可试作填补。充填技术由专科处理。

(5) 拔牙:龋齿损坏严重,丧失咀嚼功能,无法保留时,可给予拔除。

【护理及预防】

注意口腔卫生,坚持早晚刷牙,养成良好的口腔卫生习惯,发现龋齿应及早治疗。

5.2.2　牙痈

牙痈,又名牙棋风,指发于牙龈的痈肿,疼痛溢脓。《疡医大全》说:"牙痈……初起一小块,生于牙龈肉上,或上或下,或内或外,其状高肿红焮,寒热疼痛者是也。"

【病因病理】

由于平素对牙齿保护不当,牙体已被龋蚀,或有裂损,使风热邪毒得以侵袭,风热邪毒引动脾胃积热循经上冲,风热与胃火交蒸于牙龈,腐肉成脓。《咽喉脉症通论·牙痈》曰:"此症因劳心过度,或食热毒等物,鼓动阳明胃火发于牙龈。"

【诊断要点】

牙龈局限性红肿,初硬后软,疼痛难忍,4～5 天可穿溃出脓,疼痛随之减轻。依其主症,诊断不难。

本病与牙蛟痈的区别是,牙蛟痈发于尽牙处,故有开口困难症状,本病则一般开合自如。如《疡医大全》曰:"牙痈,牙龈红肿,但口能开合,若牙蛟痈,则牙关紧闭,口不能开,以此为辨。"

【辨证施治】

主证　多发于龋齿周围牙龈,初起齿龈红肿,坚硬,焮热疼痛,遇冷则痛稍减,咀嚼时痛甚,渐渐形成脓肿,有牙齿高起的感觉,叩诊患牙疼痛难忍,脓肿溃后肿痛减轻。严重者可使红肿连及腮颊、下颌等处。全身可有寒热,头痛,口苦,舌红苔黄厚,脉洪数。

若久治不愈,疮口不收,经常溢脓者,形成牙漏。

证候分析:风热邪毒,引动胃火循经上炎,伤及牙齿,犯及龈肉,致牙龈气血壅滞不通,聚而作肿,故齿龈肿胀坚硬,焮热疼痛;风火阳邪,遇冷则痛减,火热灼腐牙龈,则化脓形成脓肿,脓肿溃后,火毒随脓而泻,故疼痛减轻;因痈肿起于牙根尖,故患牙有高起感觉,咀嚼及叩击时疼痛剧烈。火性上炎,扰清窍,而见头痛,口苦。正邪交争,故见寒热;火盛则舌红苔黄,脉洪数。久治不愈,疮口不收,乃是气血虚也。

治疗

(1) 内治:宜清热解毒,选用五味消毒饮。胃火偏盛者,宜清胃泻火,选用清胃汤,大便秘结者,加大黄、玄明粉。久治不愈,反复溢脓,疮口不收者,宜补气益血,托里排脓,选用托里消毒散、八珍汤。

草药:可用猫眼草、火炭母、十大功劳、崩大碗各 30 g,水煎服,以清热利湿,消肿。

(2) 外治:

1) 未成脓者,局部可擦冰硼散,或用六神丸 1～2 粒放于疼处,有清热解毒止痛之效。

2) 若红肿波及腮颊、下颌者,可外敷如意金黄散。

3) 已成脓者可行脓肿切开术。待肿痛消退后,应彻底治疗,必要时拔除患牙,以免再发。

(3) 针刺疗法:选穴合谷、颊车、下关等,针刺,用泻法,留针 10～20 min,以疏通经络,泻热消肿止痛。

【护理及预防】

(1) 注意口腔清洁卫生,经常漱口,饮食后尤要漱口。

(2) 进食易于消化食物,忌粗硬、煎炒燥热食物。

(3) 注意口腔卫生,及早防治龋齿,是预防牙痈的根本方法。

5.2.3 牙齩痈

牙齩痈是指发于尽牙处齿龈(龈咬合处)的痈肿,除红肿疼痛、溃脓外,常有开口困难的特点。《囊秘喉书》卷上载:"其脓结于盘牙尽处者,为牙齩,结于腮边外,为托腮。结于牙根,为牙痈。如不急治,俱转变为骨槽风。"《重楼玉钥》中的"合架风"、"角架风"也是指本病。《重楼玉钥·合架风》说:"此症生在上下牙床两根头勾合之处,起红核肿痛,牙关紧闭不能开口。"

【病因病理】

本病发于尽牙处,也即真牙处,真牙一般在 20 岁左右时萌出,由于萌出较迟,常因位置不够,萌出受到影响,容易造成异位或阻生,风热邪毒易于乘机侵袭,或胃火循经上炎,以致牙龈气血壅滞,火热灼腐肌膜,则化脓成痈。

【诊断要点】

牙齩痈发于一侧尽牙处,局部红肿成痈,并可溃脓,有疼痛及张口困难等症状,根据症状及检查,诊断不难。

牙齩痈及牙痈均是发于牙龈部位的痈肿,只是位置不同,牙齩痈专指发于尽牙处者,故多见张口困难症状。牙痈则可发于牙龈的任何部位,较少出现张口困难症状。

【辨证施治】

主证　一侧尽牙处疼痛,咀嚼时疼痛更甚,牙关紧急,开合不利。检查见一侧下颌真牙牙龈(偶见于上牙)红肿,压之疼痛,溢脓。真牙多呈异位或阻生,严重者腮颊也有红肿疼痛。全身症状有发热憎寒,头痛,口渴引饮,口气臭秽,或有大便秘结,舌红苔黄厚,脉洪数。

证候分析:风热外邪侵袭,阳明胃火上炎,风火循经上壅真牙龈肉,致气血壅滞而作肿;风火为阳邪,故而红肿热痛,火毒盛则易引起腮颊红肿疼痛;因红肿在上下牙床两根尽头勾合之处,故见牙关开合不利,咀嚼困难;火毒化腐而生脓,故见溢脓。正邪交争而见全身发热憎寒,邪扰清窍则头痛;热灼津伤则口渴引饮,胃腑热盛则口臭,大便秘结;舌红苔黄,脉洪数为火热之象也。

治疗

(1) 内治:风热外邪所致者,有发热恶寒症状,脉浮数,初起宜疏风清热,选用薄荷连翘方。胃火盛者,宜清胃泻火,选用清胃汤。大便秘结者,宜利膈通便,选用凉膈散。肿连腮颊宜配入板蓝根、地丁、苦参等,以苦寒泄热。

(2) 外治:

1) 用茶或醋调如意金黄散外敷,达凉血解毒、清热消肿之效。

2) 用黄芩、金银花、竹叶、白芷等量煎水漱口,以清热解毒,消肿止痛。

3) 用黄芩煎液冲洗局部,达清洁局部的作用。

4) 已成脓者,可行脓肿切开术。

5) 待肿痛消退后,视真牙萌出情况,严重的异位牙、阻生牙可予拔除。

(3) 针刺疗法:红肿疼痛者针刺合谷、颊车、下关等穴,用泻法,留针 10～20 min。

【护理及预防】

(1) 注意口腔卫生清洁,饮食后漱涤,以免食物残留。

(2) 进食流质或半流质,禁忌粗硬及煎炒辛燥食物。

(3) 有异位牙或阻生牙者,要及早处理,以免形成本病。

5.2.4　牙宣

牙宣是指以龈肉萎缩,牙根宣露,牙齿松动,经常渗出血液或脓液为特征的病证。若不及时治疗,日久牙齿失去气血濡养,以致脱落。在历代医书中有齿龂宣露、齿牙根摇、齿间出血、齿挺、食床等病名。《医宗金鉴·外科心法要诀》曰:“此证牙龈宣肿,龈肉日渐腐颓,久则削缩,以致齿牙宣露。”

【病因病理】

齿为肾所主,而上下牙床属阳明大肠和胃经所属,齿及齿龈均需气血的濡养。故本病可由胃火上蒸、精气亏虚、气血不足等原因引起。

1. 胃火上蒸　嗜食膏粱厚味,或饮酒嗜辛,辛热伤胃,脾胃积热,其热循经,熏蒸牙龈,热邪壅盛,伤及龈肉血络,龈肉腐化渗脓渗血,久则龈萎根露,牙齿松动。《明医杂著》说:“盖齿虽属肾,而生于牙床,上下床属阳明大肠与胃,犹木生于土也。肠胃伤于美酒,厚味膏粱甘滑之物,以致湿热上攻,则牙床不清而为肿,为痛,或出血,或生虫,由是齿不得安而摇动,黑烂脱落也。”《血证论·齿衄》说:“牙床尤为胃经脉络所绕,故凡衄血,皆是胃火上炎,血随火动,治法总以清理胃火为主。”

2. 肾阴虚损　肾主骨,齿为骨之余,肾虚精亏髓少,肾精不得上达,齿失濡养,引起骨质的萎软,兼以阴虚火旺,虚火上炎于龈肉,久则牙齿疏豁,动摇,根露。《直指方》说:“齿者,骨之所终,髓之所养,肾实主之。故肾衰则齿豁,精盛则齿坚,虚热则齿动。”

3. 气血不足　素体虚弱或久病耗伤,气血不足,不能上输精微于牙龈,牙龈失养,兼以病邪乘虚侵犯龈肉,以致萎缩;气虚不能摄血,血不循经,由齿龈间流渗而出,而成此病。《圣济总录》卷一百二十一说:“牙齿虽为骨之所终,髓之所养,得龈肉而固济,可以坚牢,今气血不足,揩理无方,风邪袭虚,客以齿间,则令肌寒血弱,龈肉缩落,渐至宣露,永不附着齿根也。"

【诊断要点】

本病以龈肉萎缩、渗血渗脓、牙根宣露、牙齿松动为特征，一般易于诊断。

【辨证施治】

1. 胃火上蒸

主证　牙龈红肿痛，出血、出脓，口臭，烦渴多饮或喜冷饮，多食易饥，大便秘结，舌质红，苔黄厚，脉洪大或滑数。胃火蒸灼日久，龈肉渐渐腐颓，积垢如烂骨状，而致牙根宣露。《医宗金鉴·外科心法要诀》说："牙宣初起肿牙龈，日渐腐颓久露根。"

证候分析：胃火循经上炎，故牙龈红、肿、痛；龈肉被灼腐，伤及脉络则出血、出脓；灼腐日久，龈肉腐颓而牙根宣露；火热伤津，故烦渴多饮；胃内积热盛，熟腐水谷之功能旺盛，易消谷善饥；口臭，大便秘结，舌红苔黄，脉洪大或滑数为胃腑热盛之证。

治疗

（1）内治：宜清热泻火，消肿止痛，选用清胃散，方中黄连泻脾胃之火，生地、丹皮、当归凉血和血，升麻散阳明之火。牙龈红肿较甚加蒲公英、牛蒡子、石膏，加强清热消肿之功；如出血、出脓加马勃、旱莲草，清热去脓，凉血止血。

（2）外治：

1）外擦冰硼散，以清热解毒祛腐。

2）去除牙石。牙石是附于牙齿的黄色污垢如烂骨状物，与本病的发生发展有重要关系，因此，去除牙石是治疗牙宣的重要手段。《外台秘要》卷二十二说："附齿有黄色物，如烂骨状，名为食床，凡疗齿看有此物，先以钳刀略去之，然后依方用药。"

3）牙宣晚期，牙齿松动，牙根露出三分之二以上，可将患牙拔除。

2. 肾阴亏损

主证　牙齿疏豁松动，牙龈溃烂萎缩，牙根宣露，溃烂边缘微红肿，或有头晕，耳鸣，手足心热，腰痠，舌质微红，少苔，脉细数。《外科大成》卷三曰："肾经虚者，血则点滴而出，齿亦悠悠然而痛，口不臭而齿动或齿落，治宜安肾。"

证候分析：肾阴虚则精髓少，骨失濡养，齿为之疏豁不固而松动，咀嚼无力，牙龈为虚火久熏，溃烂萎缩根露。证属虚火，故溃烂边缘微红肿；腰为肾之府，肾虚则腰痠；阴虚生内热，而见手足心热；阴虚肾精不能上奉，而头晕耳鸣；舌微红、脉细数为阴虚有热之象。

治疗

（1）内治：肾阴虚者，宜滋阴补肾，益髓坚齿，选用六味地黄汤加枸杞子、龟板、杜仲。若肾阴虚而兼胃热者，除见上述症状外，兼口燥咽干，口臭，龈肿，溢脓，便秘等。宜滋肾阴，清胃热，选用玉女煎加女贞子、菟丝子。方中以石膏、知母清胃热，女贞子、菟丝子补肾益精，熟地、麦冬、牛膝滋阴降火除热。

若见肾阳不足之象，腰寒肢冷，小便清长者，宜温补肾阳，可选用附桂八味丸。

（2）外治：

1）常用淡盐汤漱口。

2）旱莲草 60～120 g 煎水，含咽。

3）去除牙石。

4）必要时拔除患牙。

3. 气血不足

主证 牙龈萎缩颜色淡白,牙根宣露,牙齿松动,咀嚼无力,牙龈经常渗血,刷牙及吮吸时易出血,口发酸,面色㿠白,畏寒倦怠,头昏眼花,失眠多梦,胃呆纳少,舌质淡,苔薄白,脉沉细。

证候分析:气血不足,牙龈失于濡养则齿龈生长功能衰退,久之,出现齿龈萎缩色淡白,牙根宣露,牙齿松动,咀嚼无力;气虚不摄血,血不循经,故易出血;血虚不能荣于上,则面色㿠白,头昏眼花;心失血养,神不安而失眠梦多;气虚不能温养周身,外不能充皮肤,密腠理,故畏寒倦怠;舌质淡、脉沉细为气血不足之证。

治疗

(1) 内治:宜调补气血,养龈健齿,可选用八珍汤。本方补血、养血、行血,促进牙肉血行旺盛,牙龈气血充沛,故有养龈健齿作用。若牙龈渗血,配合阿胶、血余炭、藕节炭以养血敛血止血;如证见畏寒倦怠,胃呆纳少,大便溏等气虚、阳虚为主者,宜十全大补汤。

(2) 外治:去除牙石,拔除无法保留的患牙。

【护理及预防】

(1) 注意牙齿清洁卫生,养成早晚刷牙习惯,使牙齿洁净,齿自不坏。《金丹全书》云:"凡一日饮食之毒,积于齿缝,当于每晚刷洗,则垢污尽去,齿自不坏……今睹智者,每于饭后必漱,则齿至老坚而不坏。"

(2) 少食辛辣厚味,以防炙煿之火上蒸龈肉而为病。

(3) 导引法:揩齿,叩齿,早晚用手指或牙刷按摩牙槽2~3 min。又每天对合叩齿30~50下,使龈肉血运通畅,齿自牢固。《普济方·牙齿门》云:"揩齿。夫齿者,骨之所终,髓之所养,摧伏诸谷,号为玉池,措理灌漱,叩琢引导,务要津液荣流,涤除腐气,令牙齿坚牢,龂槽固密,令诸疾不生也。"《备急千金要方》卷六下说:"每旦以一捻盐内口中,以暖水含,揩齿及叩齿百遍,为之不绝。不过五日,口齿即牢密。凡人齿龂不能食果菜者,皆由齿根露也,为此,盐汤揩齿叩齿法,无不愈也。"

5.2.5 飞扬喉

口腔内突然发生血泡,血泡发生于上腭者,名飞扬喉;发生在悬雍垂处者,名悬旗风。

【病因病理】

多因嗜食辛辣厚味,脾胃积热,火热上炎,热伤脉络,血液外溢而积于口腔肌膜之下,形成血泡。或因进食粗硬食物,不慎擦伤,或呛咳刺激,伤及口腔血络而致。《图注喉科指掌》卷三云:"悬旗风……此因多食厚味燥酒,以致胃火郁盛而发。"

【诊断要点】

本病为口腔内突然发生的血泡,呈紫色或暗红色,泡壁薄,易溃破,根据本病的症状特点,诊断不难。

【辨证施治】

主证 本病发病突然,常在进食中或呛咳后发生。血泡迅速胀大,大小不一,小者如葡萄子,大者如核桃,呈紫色或暗红色,泡壁薄如纸。容易溃破,破后流出血水,如不染毒,可自愈。如有染毒,则创面糜烂呈灰黄色,疼痛加剧,涎液增多。有胀痛,妨碍饮食,甚者影响伸舌及语言。

证候分析:阳盛体质,脾胃积热,蕴于血分,血热上炎,热伤口腔脉络,迫血外溢,或偶受损伤、刺激、伤及血络,则生紫色血泡,血泡大小,视溢血的多少而定,血泡大则胀痛并妨碍饮食;血泡破溃,感染邪毒则腐烂,疼痛加剧;火热煎炼津液,则痰涎增多。

治疗　以外治为主,若破后感染邪毒溃烂者,用内治法治疗。

(1)外治:

1)刺割:血泡未破者,用小尖刀或三棱针将血泡轻轻刺破,排除积血。

2)含漱:血泡溃破后,或患处溃烂,用金银花、甘草各等量,煎水含漱,以清热解毒。

3)吹药:患处溃烂者,吹珠黄散、冰麝散、冰硼散,有消肿止痛、化腐生肌作用。

(2)内治:血泡经常发作,或溃后染毒,溃面红肿溃烂,疼痛者,可配合内治。宜清热泻火,凉血解毒,用黄连解毒汤加味。本方以黄连、黄芩、黄柏、栀子清热泄火,加生地、连翘、金银花、蒲公英等凉血解毒;若舌苔腻黄,口渴者,加生石膏、天花粉以清胃生津止渴;大便秘结者,加大黄、朴硝以通便泄热;肿痛重者,加当归、赤芍、怀牛膝以活血化瘀,消肿止痛。

【护理及预防】

(1)挑破血泡应注意清洁消毒,以防溃破染毒。

(2)少食辛辣刺激和煎炒炙煿、干硬之品,可减少本病的发生。

【参考资料】

《续名医类案》卷十八:刘云密治一女子,年五旬,素因血虚生热,血热化风,患遍身疙瘩,经年未瘥,久之少阳相火并于阳明,而患喉痹,其势暴盛,喉中陡似瘙痒作嗽,气上而呛,血泡累累,上腭一泡,大如鸡卵,口塞不能合,气壅上更急,少顷泡尽破,血射如注,其口皮尽脱,喉皆溃烂,红肿异常。痛不可忍,且满口痰涎,如羹如糊,盖热壅于上,而大伤寒气也。用养阴退阳活血祛风,兼以止痛之剂,缘汤药难吞,为末或吹或点,诸症渐退,然溃处肌未生,痛未止,因皮破时时作嗽,而血随出,乃于吹口药中入白及磨浆,合丸如茨实,日夜噙化,遂愈。

5.2.6　口疮

口疮是指口腔肌膜上发生的表浅、如豆大的小溃疡点。又称口疳。临床上分为实证与虚证两类,实证多为心脾积热而致,与阿弗他口炎相似;虚证多由阴虚火旺而致,常易反复发作,故又称复发性口疮。

【病因病理】

1.**心脾积热**　过食辛辣厚味或嗜饮醇酒,以致心脾积热,复感风、火、燥邪,热盛化火,循经上攻于口而发;或因口腔不洁,或被损伤,毒邪乘机侵袭,肌膜腐烂而成病。如《圣济总录》卷一百一十八说:"口舌生疮者,心脾经蕴热所致也。盖口属脾,舌属心,心者火,脾者土,心火积热,传之脾土,二脏俱蓄热毒,不得发散,攻冲上焦,故令口舌之间生疮肿痛。"

2.**阴虚火旺**　素体阴虚,加以病后或劳伤过度,亏耗真阴,伤及心肾,阴液不足,虚火旺盛,上炎口腔而发病,亦有因病久,阴损及阳,阴血不足,阳气亦虚,而致心脾两虚之证。《寿世保元·口舌》说:"口疮,连年不愈者,此虚火也。"也有因禀赋阳虚,或久病、过用寒凉之品,耗伤阳气,温化失调,津液停滞,寒湿困于口腔,肌膜溃烂而成疮。

【诊断要点】

口腔肌膜上(多在唇、舌、颊及齿龈部位)出现黄白色如豆大、表浅的小溃点,疼痛或饮食刺激时痛。为本病诊断依据。

【辨证施治】

1.**心脾积热**

主证　生于唇、颊、齿龈、舌面等处,如黄豆或豌豆大小呈圆形或椭圆形的黄白色溃烂点,中央凹陷,周围粘膜鲜红、微肿、溃点数目较多,甚者融合成小片,有灼热疼痛感,说话或进食时加重,可兼见发热,口渴口臭,溲赤,舌质红苔黄,脉数等症。

《医宗金鉴·外科心法要诀》说:"口疮实火者,色艳红,满口烂斑,甚者腮舌俱肿,脉实口干。"

证候分析:心脾积热,循经上炎于口腔,则肌膜鲜红微肿,热腐肌膜则溃烂凹陷;热邪较盛,故溃点多,甚者融合成小片;热灼肌膜,故灼热疼痛,讲话或进食时,因受外来刺激故疼痛更甚;热伤津液,故发热,口渴,小便黄,舌质红,脉数为热盛之象。

治疗

(1)内治:清热解毒,消肿止痛,用凉膈散去大黄、芒硝。方中以连翘、黄芩、栀子解毒而清膈上之热,甘草缓和上炎之火,薄荷载药上行,并兼疏邪。

若邪热较盛,溃烂面扩大融合成片,疼痛加重,甚或出现腮舌俱肿,以及大便秘结等里热蕴结症状,宜凉膈散加黄连、石菖蒲,以上清膈热,下泄热毒,或用黄连解毒汤加生地黄、麦门冬。

草药:可用白花蛇舌草、一点红各 60 g,水煎服。

(2)外治:宜清热解毒,消肿止痛,祛腐生肌。

1)吹药:用朱黄散撒搽患处,每天 5～6 次,方中以人中白、煅石膏、冰片清热解毒,消肿止痛;雄黄、硼砂、朱砂祛腐生肌。或用冰硼散。

2)含漱:用漱口方含漱。

2.阴虚火旺

主证 口腔肌膜溃烂成点,溃点数量较少,一般 1～2 个,溃面呈灰白色,周围肌膜颜色淡红或不红。溃点不融合成片,但易于反复发作,或此愈彼起,绵延不断。微有疼痛,饮食时疼痛较明显,口不渴饮,舌质红,无津少苔,脉细数。

证候分析:"阴虚生内热",心肾阴虚,虚火上炎,熏灼于口,久则肌膜受伤而溃烂;因属虚火,为不足之证,故溃点较少,灰白色,周围肌膜颜色淡红或不红;素体虚弱,真阴不足,稍为劳碌易引起虚火上炎,故口疮反复发作,或此愈彼起;舌质红,无津,口不渴,脉细数等为阴虚火旺之证。

治疗

(1)内治:宜滋养阴血,清降虚火,可选用四物汤加黄柏、知母、丹皮。以四物汤补养阴血,助以黄柏、知母、丹皮清降虚火。

若因真阴亏损,血虚火旺,心烦不得卧,舌光现龟纹,偏于心血虚者,宜黄连阿胶鸡子黄汤加枸杞子以滋阴养血,清虚火。如见舌燥咽痛,腰膝痠软,偏于肾虚者,宜六味地黄汤加麦冬、五味子;若反复发作,气血两虚,日久不愈者,可用八珍汤;如证见怔忡失眠等心脾两虚者,可用归脾汤;如腹胀满自利,手足冷,脉沉或迟的脾胃虚寒证,可用附子理中汤;如见怕冷,四肢不温,乏力懒言等肾阳虚者,可用附桂八味丸。

草药:用旱莲草、野菊花、羊蹄草、五爪龙、土人参、鸡血藤各 30 g,水煎服。

(2)外治:

1)宜清热解毒,祛腐生肌,可用柳花散撋患处,每天 5～6 次。方中以黄柏、青黛清热解毒消肿,冰片辟秽除腐,佐以肉桂引火归原。

2）儿茶、柿霜末搽溃点。

3）吴茱萸粉加醋调成糊状，敷于双侧涌泉穴，每天换药 1 次，以引火归原。

（3）针灸疗法：

1）针灸：取廉泉、足三里、合谷、曲池、颊车，每次选 2～3 穴，交替使用，中等强度刺激，留针 5～10 min，或悬灸。

2）穴位注射：取牵正、曲池、颊车、手三里，每次取 2 穴，各穴交替使用，每穴注射当归注射液 0.5 ml。

【护理及预防】

注意口腔卫生，避免进食刺激性食物，除去不良嗜好，日常生活，应该劳逸结合，加强身体锻炼。

【参考资料】

(1)《老中医医案医话选》：王××，女，40 岁，干部。患口疮十余年，每次月经来前加重，曾用中西药治疗，时轻时重，效果不佳。1974 年 6 月 7 日就诊。检查证状：唇内有两个绿豆大溃烂面，周围充血，且有小米粒大三个溃烂点，自觉热痛，小便时痛，大便头硬，头部有时觉热，苔薄腻黄，脉细数，诊为胃阴不足，虚火上炎而致口疮。

处方：熟地 15 g，生地 12 g，麦冬、天冬、杷叶各 9 g，枳壳 6 g，石斛 18 g，元参 18 g，茵陈 18 g，甘草 6 g，肉桂 1.5 g，水煎服。外用涂药：柏叶灰 6 g，冰片 0.6 g，五倍子 0.6 g，共为细末，生蜜 30 g，调成糊状，每饭后漱口涂药。6 月 19 日复诊：上方连服六剂，唇内溃烂面愈合三分之二，舌尖溃烂，头部觉热，大便头硬均消失。

处方：熟地、生地、麦冬、天冬、杷叶各 9 g，枳壳、黄芩各 6 g，石斛 18 g，茵陈 18 g，甘草 6 g，水煎服。6 月 26 日三诊，继续服六剂，溃烂面全部消失，嘱患者停药，后有复发，又照服上方，后访无复发。

(2)《加味导赤散治疗复发性口疮》：加味导赤散：黄连 5 g、黄芩 7 g、黄柏 7 g、甘草梢 5 g、生地黄 15 g、淡竹叶 5 g、木通 9 g，水煎温服，每日 1 剂。

按　导赤散是治疗心火旺盛，口糜舌疮，小便淋漓，咬牙烦躁，心胸灼热的有效方剂。"舌为心之苗"；口疮多由心脾有热所致。根据祖国医学"诸痛痒疮，皆属于心"的理论，认为复发性口疮系心火下移于小肠所致。方中黄连清心火，黄芩清肺热，黄柏滋阴降火，清下焦湿热。生地黄清热凉血，木通降心火利小便，淡竹叶清心除烦，甘草梢清热解毒，调和诸药。本方药味苦寒，是清心火，治口舌生疮的有效良方。（摘自《辽宁中医杂志》1980 年第 3 期）

5.2.7　口糜

口糜是指口腔肌膜糜烂成片如糜粥样、有特殊气味的疾病。小儿患此证，口内肌膜白屑满布，状似鹅口，故称鹅口疮，或称雪口。《幼科证治大全》曰："小儿鹅口疮者……俗谓之雪口是也。"

【病因病理】

本病多因饮食失节，嗜食炙煿，膏粱厚味，脾胃受伤，运化失职，湿热蕴积；或因膀胱湿热，泛及脾胃，以致湿浊不化，久则湿热积聚，循经上蒸口腔而发病。《素问·气厥论》说："膀胱移热于小肠，鬲肠不便，上为口糜。"《医方考》又指出："口糜本于湿热。"这些说明了本病的主要发病原因为脾胃湿热。

婴儿患本病，往往多由胎中伏热，蕴积心脾，上蒸于口而致，《圣济总录》卷一百六十七说："鹅口，此由胎中禀受谷气偏多，既生之后，心脾气热，上熏于口，致成斯疾，盖心主舌，脾之络脉,散舌下故也。"

【诊断要点】

本病以口腔肌膜糜烂成片状,上附白色腐物如糜粥样,口内常有特殊气味和甜味感为其诊断要点。

但应注意与白喉相鉴别,白喉部位多在咽喉,偶有见于鼻部及口腔,白膜坚韧厚实,为急性传染病,本病则发于口部,口内有特殊甜味及口臭。多见于婴儿或久病之人,白膜松而厚。

【辨证施治】

主证 本病可发生在口腔的任何部位,一般多发于舌、颊、软腭、口底。初起,患处稍红肿,出现白色斑点,略为凸起,斑点逐渐扩大联合成片,表面有白腐膜状物,如糜粥样,红肿作痛,白腐物不易拭除,强行拭去则出血,随后又生,影响饮食,小儿吮乳不便,拒食或进食时啼哭,唾液减少,口腔干燥,灼热感,有甜味和口臭。病变可扩展至整个口腔,甚至蔓延至咽喉,引起呼吸不利,吮乳困难,痰涎壅盛,面青唇紫等症状。全身可见发热,头痛,食欲不振,大便秘结,小便短赤,苔黄腻,脉数等症。

证候分析:湿热上熏口腔,灼损肌膜,气血滞留,而成红肿溃烂;湿与热交蒸,故溃烂成片,白腐物多如糜粥样,肌膜溃烂则疼痛,妨碍饮食,津液受蒸,则唾液减少,口腔干燥;邪毒壅盛,气道受阻,则呼吸不利,痰涎壅盛,面青唇紫等;发热,头痛,食欲不振,大便秘结,小便短赤,苔黄腻均属湿热盛之证。

治疗

(1) 内治:宜清热解毒,利湿除腐,可用加味导赤汤。方中以导赤散清热利湿,再配泽泻、茯苓加强泻湿热作用,黄连、黄芩、金银花、牛蒡子、玄参清解上炎之热毒,桔梗排脓,助以薄荷引药上行,以达病所。《幼幼集成》卷四曰:"口糜者……乃膀胱移热于小肠,膈肠不便,上为口糜,以导赤散去小肠之热,五苓散去膀胱之热,当以二方合用。"若脾胃热盛,红肿溃烂扩大,白腐物多,口腔灼热,口臭,食欲不振,大便秘结等,可用凉膈散以清热凉血,泻火通便。若病后患本病,证见口干少津,不欲饮,泄泻,体倦的脾虚湿盛者,可用连理汤以健脾益气燥湿。若糜烂延及咽喉,口轻夜重,宜用少阴甘桔汤加马勃、黄连、青天葵。

草药:可用火炭母草30 g、入地金牛30 g、金花草30 g、木槵根15 g水煎服。或小罗伞根、木槵根、岗梅根、山栀根、塘边藕各15 g,水煎服。

(2) 外治:清热解毒,祛腐止痛。

1) 经常清洁口腔,成人可用漱口方漱口,婴儿则用干净纱布蘸药汁拭抹。《外科正宗》卷四云:"以青纱一条裹筋头上,蘸新汲水揩去白膜,以净为度,重手出血不妨,随以冰硼散搽之。"

2) 青吹口散,撒患处,日撒5~6次,方中以煅人中白、青黛、薄荷、黄柏、黄连清热解毒,消肿止痛,硼砂、冰片祛腐生肌。

3) 金锁匙晒干研末搽患部。

【护理及预防】

要注意保持口腔的清洁,经常漱口。婴幼儿,每天晨起用纱布块或薄布块沾净温水清洗、拭擦口腔,喂乳器、奶母乳头也应保持清洁。

5.2.8 唇风

唇风以唇部红肿、痛痒、日久破裂流水为其特征。也有因嘴唇不时润动,又名唇润。与剥脱性唇炎相似。

【病因病理】

本病多因过食辛辣厚味,脾胃湿热内生,复受风邪外袭,以致风热相搏,引动湿热之邪,循经上蒸,结于唇部,气血凝滞而成病。如《医宗金鉴·外科心法要诀》中说:"唇风多在下唇生,阳明胃经风火攻,初起发痒色红肿,久裂流水火燎疼。"

【诊断要点】

根据本病唇部红肿、疼痛,日久破裂流水的特点,可以诊断。

【辨证施治】

主证　唇部发痒,色红肿胀,日久破裂流水,痛如火燎,犹如无皮之状,或见口渴喜饮,口臭,大便干燥,或有嘴唇不时眴动,脉象滑数。

证候分析:足阳明胃经,环口唇,风热湿邪循经熏蒸唇部,则红肿胀痒,湿热久蒸则破裂流水,疼如火燎,如无皮之状;风盛而伤筋脉,则嘴唇不时眴动;热盛伤津,则口渴喜饮,口臭,便干;湿热内盛,故脉象滑数。

治疗

(1)内治:宜疏散风邪,清热解毒,用双解通圣散加金银花。方中以防风、荆芥、薄荷、麻黄疏解风邪,连翘、栀子、黄芩清热解毒,石膏、桔梗清气分之热,川芎、当归、白芍、甘草活血养血而散瘀肿,助以白术、滑石利湿清热。

若大便秘结者,加大黄、玄明粉以通便泄热;色红肿胀严重者,加黄连、栀子清热解毒;破裂流水,如无皮之状者,加木通、泽泻、车前子清利湿热。

若口腔觉热,口甜粘浊,小便黄赤短涩,舌干无津,脉数而实者,为脾经血燥之象,治宜养血、凉血、润燥,用四物消风饮加丹皮、玄参、麦冬、石斛、玉竹等。

如证见口唇眴动、红肿、破裂者,为风盛而脾虚,不能收摄所致,可见食少腹胀,大便溏泻,肌肉消瘦,四肢清冷,面色微黄,气短乏力等症状,治宜健脾补气,用参苓白术散加黄芪。

(2)外治:清热解毒,凉血燥湿,用黄连膏,或紫归油,或青吹口散油膏搽患处,以清热解毒。

【护理及预防】

(1)减少烟酒刺激,少食辛辣厚味之品。

(2)宜服健脾渗湿饮料,如用薏苡仁、芡实、荸荠、赤小豆煲汤服。

5.2.9　骨槽风

骨槽风,病在牙槽骨,以牙槽骨腐坏,甚或有死骨形成为其特征。证见耳前腮颊之间红肿、疼痛,溃口流脓,脓中带有腐骨,日久难愈。《重楼玉钥》卷上曰:"凡骨槽风者,初起牙骨及腮内疼痛,不红不肿,惟连及脸骨者,是骨槽风也。"又称穿腮毒、附骨、穿珠。相当于颌骨骨髓炎。临床上,以发于下颌骨为多见。

【病因病理】

多因平素对牙齿保护不周,牙齿龋蚀,风火邪毒,乘机侵入,循经上灼,邪毒较盛,深袭筋骨,结聚牙槽骨中,遂致牙槽骨受损,腐坏成脓,穿腮而出。

若素体虚弱,或久病不愈,余毒未清,气血损耗,肌败骨腐,则溃口难敛,形成瘘管。

除此,颌骨受伤折断,瘀血不行,气血失和,邪毒侵袭,也可引致本病。

【诊断要点】

本病是牙槽骨腐坏之证,多有龋齿、牙痈反复发作或颌骨损伤的病史,局部有明显的红肿疼痛、溃脓,病程较长,溃口难愈,或有坏死碎骨流出。根据其病史、症状特点及局部检查,可作诊断。

诊断时应注意与牙痈鉴别。牙痈的病变在牙龈处,局限性高突,虽可有腮颊红肿疼痛症状,但病尚未侵入牙槽骨,牙槽骨无腐坏,无死骨形成,故证情较轻,可资鉴别。

【辨证施治】

根据病情的急缓,病程长短,邪正的偏胜而分为两型:

1. 邪热炽盛

主证 本病多见于下颌骨。初起下颌骨疼痛,逐渐加剧,多个牙齿松动,不敢咬物,咬则疼痛剧烈,患侧腮颊红肿焮热,并可穿溃流脓,溃后症状虽可略减轻,但溃口不易愈合,口唇有麻木感。全身可有憎寒壮热,头痛,口臭,便秘,舌红苔黄或黄腻,脉弦数等症状。

证候分析:风火邪毒,深入骨槽,蒸灼筋骨,故下颌骨疼痛剧烈;热邪腐灼,故骨质败坏,久则成脓;牙齿附于牙槽骨上,牙槽骨既腐坏,故牙齿松动不固,咬物无力,咬则疼痛更甚;牙槽骨败坏,波及腮颊,故腮颊红肿疼痛,脓液穿过腮颊流出,故成溃口;因病位较深,邪毒不易消尽,故疮口难愈;因邪热盛,故全身症状也较明显,有憎寒壮热、头痛、口臭、便秘等症状及舌脉表现。

治疗

(1) 内治:宜祛风散火,清热解毒,用清阳散火汤加僵蚕。方中荆芥、防风、白芷升散风邪、牛蒡子、白蒺藜、升麻疏风散热;黄芩、石膏、连翘清热解毒;当归活血和血,甘草调和诸药;僵蚕搜风散结。热盛者用黄连解毒汤合仙方活命饮加减。

(2) 外治:

1) 吹药:牙龈红肿、疼痛,可吹敷冰硼散。

2) 敷药:腮颊红肿,外敷清凉膏。

3) 切开:颌面部红肿已有脓液者,应切开排脓,并放置引流。

2. 气血亏虚

主证 溃口日久不愈,流脓清稀,有腐骨形成,从溃口露出。全身有微热,头昏目眩,精神困倦,食少,舌淡苔白,脉细弱等症状。

证候分析:素体虚弱或久病,正不胜邪,气血损伤,邪毒滞留,邪毒不断腐蚀,故疮口难愈;内有死骨,脓液清稀;骨槽腐败,故齿无依靠,以致最后脱落。气血不足,则见头昏、目眩、精神困倦等症状。

治疗

(1) 内治:宜补养气血,托毒外出,用中和汤,方中人参、黄芪、白术、当归、白芍、大枣、甘草、川芎补气补血、培元扶正,白芷、桔梗排脓,川芎、当归和血活血,肉桂、生姜温中。若阴寒太过,见脉象沉细,形寒肢冷,痠楚隐痛,面色㿠白少华,神志倦怠者,用阳和汤。方中以熟地、鹿角胶以补血,麻黄、白芥子、肉桂、炮姜辛温祛散阴寒之邪,以温阳散寒敛疮。

(2) 外治:

1) 敷药:外敷阳和解凝膏,以解毒散结,补托排脓,祛除腐骨,敛口止痛。亦可用真君妙贴散敷肿处。

2) 切开:切开溃口,刮除腐骨,钳取死骨。

3）拔牙：对无法保留的牙齿，予以拔除。

【护理及预防】

（1）保持口腔的清洁卫生，及早彻底地治疗龋齿、牙痛，以防发展为本病。

（2）少食煎炒、热毒之物。

（3）既患本病，要及早彻底地治疗，以免使病情趋于严重。

（4）要预防外力撞击，因下颌骨已有腐坏，若受少许外力，也易引起骨折，造成畸形。

【参考资料】

（1）《证治准绳·疡医》卷三：或问牙龈肿痛，寒热大作，腐烂不已，作疳治之无益何如？曰：此骨槽风也，一名穿腮毒。由忧愁思虑惊恐悲伤所致。初起生于耳下及颈项间隐隐，皮肤之内，略有小核，渐大如胡桃，日增红肿，或上或下，或左或右，牙关紧急，不能进食。先用鹅翎探吐风痰，服黄连解毒汤、活命饮，加玄参、桔梗、柴胡、黄芩，切不可用刀针。

（2）《医宗金鉴·外科心法要诀》：骨槽风，此证一名牙叉发，一名穿腮发。乃手少阳三焦、足阳明胃二经风火也。起于耳前，连及腮颊，筋骨隐痛，日久腐溃，腮之里外筋骨，仍然漫肿硬痛，牙关拘急，皆由邪风深袭筋骨故也。此证属在筋骨阴分，故初起肿硬难消，溃后疮口难合，多致不救。初起热不盛者，内宜服清阳散火汤，外以清胃散擦牙，真君妙贴散敷腮。如初起发表之后，人壮火盛者，用皂刺、大黄、甘草节、白芷、僵蚕下之，后减大黄，加生石膏以清之。然亦不可过用寒凉之药，恐其凝结也。有硬肿日久失治，不能尽消者，脓势将成，宜用中和汤托之。已溃按痈疽溃疡门治法。亦有过服寒凉，以致肌肉坚凝腐臭，非理中汤佐以附子不能回阳，非僵蚕不能搜风。如法治之，诸证俱减，惟牙关拘急不开，宜用生姜片垫灸颊车穴二七壮（其穴在耳垂下五分陷中处），每日灸之，兼用针刺口内牙尽处出血，其牙关即开。若寒热不退，形焦体削，痰盛不食，或口内腐烂，甚则穿腮落齿者，俱为逆证。当腐烂之初，治法亦同牙疳，亦不过稍尽人事耳。

6. 耳鼻咽喉口齿科常见肿瘤

肿瘤是一种常见病,是组织细胞不按正常的需要而异常增生的新生物。根据其危害程度、生长特性、细胞的形态,可分良性与恶性两类。

祖国医学对于肿瘤的认识渊源久远,在殷墟甲骨文记载中就有"瘤"字,在《灵枢·刺节真邪》有"筋屈不能伸,邪气居其间而不及,发为筋溜",又有"凝结日以益甚……为苦瘤。"以后历代医家有关于肿瘤的记载很多。根据不同形态,部位命名,如岩(嵒)、瘤、癌、石疽、失荣、乳岩、喉菌、茧唇、癥瘕、痰包等,认为肿瘤病因不一,提出了与年龄、生活习惯、遗传等有一定关系,并总结出不少有价值的内外治疗方法和预防措施。

按历代医家对肿瘤的论述,可归纳为癌和瘤两类:

瘤 《诸病源候论》卷三十一曰:"瘤者皮肉中忽肿起,初梅李大,渐长大,不痛不痒,又不结强,言留结不散,谓之为瘤,不治,乃至坯大,则不复消,不能杀人。"清楚地说明瘤的症状、发展、性质及其危害性,是属于良性肿瘤一类。

癌 《仁斋直指附遗方论》曰:"癌者上高下深,岩穴之状颗颗累垂……毒根深藏,穿孔透里,男则多发于腹,女则多发于乳,或项或臂,外症令人昏迷。"指出了癌的形态及其危害性,是属于恶性肿瘤一类。

瘤、癌的病因病理,概括起来,多因肺、肝、脾三脏在某种外在致病因素影响下,产生了病变,从而波及到有关脏腑,出现了气血凝滞、痰浊结聚、火毒困结,痰湿流注等病理变化,以致经络受阻,积聚而成。

为了便于临床辨证治疗,分为瘤症和癌症两部分论述。

6.1 耳鼻咽喉口齿科常见瘤症

瘤,是指对人体危害较少的良性肿瘤,一般为局限性生长,有完整包膜,界限清楚,生长比较慢,有时可停止生长或退化;细胞分化、形态及结构与原来正常组织相似,无转移现象。本章介绍常见的鼻咽血管纤维瘤、鼻腔血管瘤、痰包、唇部粘液腺囊肿、喉瘤、耳蕈等。

鼻腔血管瘤,是属中医的鼻瘤范畴;痰包又名重舌、蛤蟆肿,相当于舌下囊肿,喉瘤相当于咽和喉的乳头状瘤及息肉;耳蕈是指耳的乳头状瘤或肉芽组织,唇部粘液腺囊肿属中医的唇肿范畴。它们的病因病理和治疗基本相同,故在一起论述。

【病因病理】

引致耳鼻咽喉口齿科瘤症的病因较多,其病理变化亦有所不同,归纳起来有:

(1)肝气郁结,疏泄失常,气机滞阻不畅,久则气滞血瘀,阻塞脉络,日积月累,渐成肿块。肝郁气滞,往往犯及脾胃,脾失健运,湿浊停聚,以致气血痰浊互结而成。如《外科正宗》说:"肝脾气逆,以致经络阻塞,结积成核。"

(2)肺经受热,肺阴耗伤,气机不利,失去肃降功能,以致水液内停,痰浊内生,营卫气血运行受阻,痰浊久滞经络,逐渐积累成瘤。

(3)饮食劳倦伤脾,脾失健运,运化水湿功能障碍,久聚成痰,痰浊阻滞,兼遇外感邪热或火热内生,火挟痰湿循经流注,凝结而成包块。

鼻咽血管纤维瘤、鼻腔血管瘤、喉瘤、耳蕈多属第一、二种病因,痰包、唇部粘液腺囊肿多属于第三种病因。

【诊断要点】

(1) 瘤体局限性增大,速度缓慢,境界清楚,推之可动。

(2) 少有溃烂及疼痛症状,一般不会向远处转移。

(3) 血管瘤色红暗,痰包、囊肿淡黄质软。

(4) 宜做活组织检查,以确诊。

【辨证施治】

主证

(1) 鼻咽部血管纤维瘤:初起瘤体小,无明显症状,或有涕血,瘤体长大出现鼻塞,耳鸣,耳聋,耳痛,张口呼吸,吞咽困难,甚则引起视觉障碍,眼球突出。由于肝火上逆,瘤体易出血,往往见鼻和口腔反复突然大出血。检查时,可于鼻咽部见肿物呈深红色,血丝相裹,光滑质硬。

(2) 鼻腔血管瘤:肿瘤小时,只有一侧鼻塞,肿瘤肿大,压迫鼻中隔,使之弯向对侧,出现两侧鼻塞,反复鼻衄,肿瘤呈紫红色,柔软,触之易出血,流涕,嗅觉减退。

(3) 痰包:舌下结肿如包,渐渐增大,外表光滑,色淡黄,按之柔软,有波动感,一般不痛,如果肿胀较甚,则有胀痛感,并因舌体运动受影响,而妨碍说话和饮食。如因邪热侵袭,则呈淡红色,肿胀较硬。结肿偶可自行破裂,或用刀尖将其挑破,则流出黄白色之粘液如鸡蛋清样,结肿可暂缩小或消失,但不久又复肿如故。

(4) 唇部粘液腺囊肿:为口腔粘膜常见的一种囊肿,一般多发生于下唇,米粒大或至花生米大,亦有渐渐肿大至唇部隆肿,质软微黄色,呈透明伏,若破裂流出微黄或白色液体,消失后又复发,经多次复发,组织增厚,颜色变白,质变硬。

(5) 喉瘤:喉瘤在咽部多生于喉关两旁和喉核的地方,发病缓慢。乳头状瘤,形如桑椹,上裹红丝,质稍硬,肿瘤长大,有梗阻感,妨碍饮食,咳嗽。

在喉部的乳头状瘤,单个瘤多发于声带,多个瘤可散发于喉门的周围。瘤色淡红,表面粗糙,不光滑,或有蒂,质较软。主要症状表现为声音嘶哑,讲话费力,瘤逐渐长大,则吞咽不利,影响呼吸,甚则呼吸困难。

喉息肉,多发于声带处,表面光滑,呈半透明,灰白色,或淡红色,有蒂,主要症状为声嘶。

(6) 耳蕈:此症生于外耳窍,大小不等,表面高低不平,呈粉红色,质硬,自觉耳内堵塞作痒,听力减退,可有耳脓史。

各种肿瘤全身症状,表现可分:

(1) 肝气郁结,气滞血瘀:多见口苦咽干,头晕目眩,胸闷不舒,嗳气,脘腹胀痛,胁痛,耳鸣,舌红,舌边或有瘀点,苔黄,脉弦数或细数。

(2) 肺经受热,痰湿凝滞:多见头痛,疲乏,胸胁满闷,气短,或有咽痒咳嗽,咯痰,苔白或微黄而腻,脉缓或弦滑。

(3) 脾失健运,湿浊流注:多见头重,四肢怠倦,咳嗽,痰稀白,量多,胃纳差,脘腹胀满,舌体胖,苔白腻,若兼热邪,则舌质红,苔黄腻,小便黄等。

证候分析:气血凝滞或痰湿结聚,阻滞经脉,久则积结成块;肝气郁结,肝火上炎,或肺阴受伤,肺火上烁,则瘤体色红,上有红丝,甚者伤肌败膜,损及络脉,发生衄血;瘤体长大,阻于咽喉,则有不利感觉,妨碍饮食,甚者气道阻塞,呼吸困难,影响声门,则声音嘶哑;如堵于鼻窍则嗅觉减退,流涕;颃颡为肿瘤填堵,肺系通气功能被阻,故张口呼吸;肿瘤继续增大压迫,以致眼球外突,视觉障碍;若堵于耳窍则听力减退,耳内痒痛。如为痰湿流注,积聚成块,其色黄而透明,质软,破后流出粘液;因痰湿继续流注,故反复发作。按不同病因,分别出现肝气郁结,肺阴耗伤,脾失健运等全身症状。

治疗

(1) 内治:肝气郁结,气滞血瘀者,宜疏肝解郁,养血泻火,可用丹栀逍遥散加香附、乌药。方中以当归、白芍、白术、甘草养血健脾,香附、乌药、柴胡、薄荷、生姜疏肝解郁,丹皮、栀子清肝火。亦可选用活血祛瘀养血药物,如丹皮、川芎、桃仁、泽兰、刘寄奴、五灵脂、熟地、首乌、枸杞子、黄精、桑椹子、穿山甲、水蛭等,但宜配合行气药同用,如青皮、香附、郁金、木香。若气血痰浊互结,宜加入法半夏、制南星、陈皮、瓜蒌实等。

肺经受热,痰湿凝滞者,宜清热润燥,疏肺散结,可选用益气清金汤。方中以贝母、陈皮、桔梗宣肺祛痰散结,薄荷、紫苏、牛蒡子疏解风邪,栀子、黄芩清肺燥,人参、茯苓、甘草补益肺气。若兼脾虚,可选用消瘤丸。若痰涎增多,加法半夏、瓜蒌仁、葶苈子等。

脾失健运,湿浊流注者,宜健脾燥湿,化痰散结,兼以清热,可选用加味二陈汤加党参。方中党参、茯苓、甘草健脾化湿,法半夏、陈皮行气化痰,消除凝聚之湿浊,薄荷清散,黄连、黄芩清热解毒。全方具有清热化痰、散结、消除肿瘤的作用。若胃纳差,宜配神曲、麦芽、谷芽等;如火热偏盛,痰色呈淡红,宜加龙胆草、栀子、车前子、木通等以清利火热湿邪。

(2) 外治:

1) 可用麝香散或碧玉散涂,或吹于肿瘤上,以促进肿瘤的消散。耳蕈可用鸦胆子油涂擦。

2) 痰包或唇部囊肿,可刺破排出粘液,再用冰硼散搽之。

3) 鼻腔血管瘤、耳蕈出血,外用药物,参考"鼻衄"节。

4) 手术摘除。

【护理及预防】

(1) 注意口腔卫生,避免舌或牙龈经常受到损伤或刺激。

(2) 注意饮食调节,避免过食辛辣炙煿之品,节制烟酒,忌食发霉食品。

(3) 改善生产工艺,避免有害物质外溢,加强个人防护。

(4) 开展肿瘤普查,争取早期诊治。

6.2 耳鼻咽喉口齿科常见癌症

癌,是指对人体危害较大的恶性肿瘤,其生长速度快,呈浸润性、膨胀性发展,无包膜形成,界限不清楚,可浸润周围器官,细胞分化程度差或未分化,常有坏死溃烂,向远处转移,到后期多因元气耗尽而死亡。

耳鼻咽喉口齿科的癌症,多发于30~50岁,治疗比较困难,如能早期发现,早期治疗,疗效较好,但可惜患者发现症状时就诊,多是中后期,给治疗上带来不利。

这里介绍常见的鼻咽癌、咽喉菌、舌岩(舌菌)、上颌窦癌等。鼻咽癌亦称颃颡癌,属于失荣的范畴,咽喉菌是指咽部和喉部癌,舌岩是指舌癌。

【病因病理】

引致成癌的病因复杂,有情志不遂,邪毒外犯,饮食所伤,不良嗜好,年老气虚等,以致肝、脾、肾等脏腑发生病理变化而致病,兹归述于下:

(1)情志不遂,悲怒忧思,以致肝脾受伤,肝伤则肝气郁结,疏泄失常,气机不宣,肝藏血,肝气失调,则气血滞留;脾受伤,则运化失健,水湿内停,痰浊内生,阻滞脉络,久则气血凝聚,痰浊困结,积结而成肿块。若郁久化火,火毒结聚,灼伤肌膜脉络,则致肿块溃破腐烂。肝气郁结则脾失健运,或脾湿内停则气机不宣肝失疏泄,以致肝脾失调,气血痰浊交结成块。

(2)机体脏腑功能失常,或老年元气虚弱,肾精亏损,又为邪毒所犯,正气既不足,邪气则居之,正不胜邪,渐渐积聚而成癌肿。故《景岳全书》云:"少年少见此症,而惟中年衰耗伤者多有之。"

(3)饮食内伤,长期过食辛辣炙煿及发霉腐败有毒物品,以致脾胃受伤,热毒蕴积,上升颃颡、咽喉、口腔,结聚而致。

从上所述,癌症是由多种发病因素而致,在机体脏腑功能失健的情况下,如肝、脾、肾素虚,元气不足,机体内外各种致病因素的影响下产生了病理变化,出现了气血凝滞或痰浊结聚,以致经络受阻,积聚而成;或痞塞日久,则积聚壅结,化火化热,火毒内困而成。癌病后期,伤阴耗气,则气血渐衰,形容瘦削,如树木失于荣华,枝枯皮焦,最后元气耗尽而死亡。

【诊断要点】

(1)癌体向周围组织浸润,生长快,表面粗糙凹凸不平,境界不清,与周围组织粘连固定。

(2)可发生溃烂,有腐物,流臭液,疼痛逐渐加剧。

(3)常向远处转移,颈部往往可摸到癌肿转移块。

(4)因削伐机体元气,病人瘦弱萎靡。

(5)做活组织检查,以确诊。

【辨证施治】

主证

(1)鼻咽癌:鼻咽癌为发于鼻咽部的恶性肿瘤,早期症状不明显,而症状明显者,多已出现转移。因其多转移于颈,出现坚硬如岩石的肿核,病者形容瘦削,气血亏损,与失荣,石上疽等症状有所相似,故又属失荣和石上疽范围。《外科正宗》卷四说:"失荣者……其患多生肩之已上,初起微肿,皮色不变,日久渐大,坚硬如石,推之不移,按之不动,半载一年,方生阴痛,气血渐衰,形容瘦削,破烂紫斑,渗流血水,或肿泛如莲,秽气熏蒸,昼夜不歇,平生疙瘩,愈久愈大,越溃越坚,犯此俱为不治。"这些论述,与鼻咽癌颈淋巴结转移相似。

鼻咽癌早期主要症状:

1)鼻塞:是早期症状之一,由于癌肿堵塞鼻窍而致。

2)鼻衄:初期出血量少,涕中带血丝,因病情变化,可致脉络溃烂,破裂,引起大出血。

3)耳鸣、听力减退:肿物阻塞络脉,蒙闭清窍,可出现一侧的音低声大之耳鸣,有胀闷堵塞感,听力减退。

4)头痛:常为单侧,部位固定,持续性头痛。如颅底骨或颅神经受侵犯时,头痛更剧烈。《灵枢·厥病》描述:"真头痛,头痛甚,脑尽痛,手足寒至节,死不治。"

5）颈项恶核：这种恶核，又称上石疽、单瘰疬、石瘘，恶核大小、数量不一，逐渐扩大融合成块，其特点是逐渐坚硬，最后"坚如石"、"至牢有根"、"皮核相亲"、"推之不移"、"按之不动"。

癌肿发展，除颈部转移外，尚有向肺、肝、骨髓等远处转移。若犯及脉络，以致脉络阻塞，临床常见症状如目睛不转，口眼㖞斜，眼睑下垂，面麻瘫痪，舌蹇言涩，吞咽困难，筋脉拘弛，食入反呛。由于其损害的颅神经不同，出现不同颅神经症状。

鼻咽镜检查，可见肿物，肿物好发于鼻咽顶，鼻咽后壁及咽隐窝，呈菜花状、结节状或溃疡状。亦有的肿物向粘膜下浸润生长，粘膜表面光滑，检查时应注意（彩图17）。

临床上分四期：

Ⅰ期：肿瘤局限于鼻咽腔一个部位者。

Ⅱ期：肿瘤扩展到鼻咽腔两个部位者，或单侧或双侧颈淋巴结肿大、活动、大小在3 cm×3 cm以内者。

Ⅲ期：肿瘤侵犯超出鼻咽腔外，包括①邻近的软组织和腔窦。②颅底骨质破坏以及第Ⅰ、Ⅱ、Ⅲ、Ⅳ、Ⅴ、Ⅵ颅神经侵犯；或单侧或双侧颈淋巴结胀大、固定，大小在8 cm×8 cm以下。

Ⅳ期：肿瘤超出鼻咽腔，侵犯邻近组织，并有颅底骨质破坏，及颅神经损害者；或颈淋巴结肿大，大小在8 cm×8 cm以上，或锁骨上窝淋巴结有转移者；或有远处转移者。

（2）咽喉菌：本病乃咽喉部气血痰浊凝结而成。因其外观成块状隆起，凹凸不平，或形如浮萍，或似菌样，故得名。发于咽部的统称为咽菌，发于喉部的则称为喉菌，即喉癌。

咽菌：可生于咽的任何部位，但多生于软腭和喉核处，前者称软腭癌，后者称喉核癌（扁桃体癌）。初起时仅有不适感觉，不能引起病人的注意，肿瘤渐大，吞咽不利，如有物阻，或咽痛，耳痛，或张口困难，伸舌不便，或痰中带有血丝。严重时，可有呼吸困难；若为软腭癌，饮食时，食物易入鼻腔，癌肿向外扩展，可侵及同侧喉关、舌根、牙龈及整个软腭。检查可见肿物呈菜花样或菌样突起，表面布有血丝，久则溃烂，时流臭液。颌下或颌下角处可有恶核，坚硬不痛。

喉菌：是包括发生于喉部的喉癌和咽喉部的咽喉癌，喉菌多生于声门处，尤以声带为多。咽喉菌多见于会厌喉面两侧处。喉菌初起时并见声音嘶哑，时轻时重，日久肿瘤渐大，最后完全失音，甚则气道受阻，而致呼吸困难，窒息等症。如肿瘤坏死，溃烂，分泌物增加，因刺激而引起咳嗽，痰中带血。喉咽菌者声嘶出现稍晚些，而异物感，吞咽疼痛则较早出现，颈部可见恶核。间接喉镜检喉部，可见肿物凹凸不平，或呈菜花状，或溃烂（彩图18）。

（3）舌岩（舌菌）：《外科真诠》说："舌岩舌根腐烂如岩，心火上炎所致……其症最恶，难以调治。"《尤氏喉科秘书·舌菌》说："因气郁而生，生舌上，或如木耳，或如菌状。"这里描述的舌岩、舌菌，属现代医学的舌癌。

初起见舌表面增厚斑块，溃疡，多无其他症状，故早期多忽视而延误治疗。进一步发展，可形成乳头状、木耳状或菌状，表面常有溃破，过界常不清楚，亦有溃烂中央凹陷，溃疡边沿隆起。肿瘤渐大，侵犯舌根和口底，甚至软腭，此时伸舌受限，言语不利，吞咽困难，流涎有腥臭味等症状。双侧颈部、颏下、颌下常有恶核。

（4）上颌窦癌：《医宗金鉴·外科心法要诀》说："鼻渊浊涕流鼻中，久淋血水秽而腥。"《疡科心得集》说："鼻渊者，鼻流浊涕不止，或黄或白，或带血如脓状。久而不愈，即名脑漏，乃风热烁脑，而液下渗。"这里所描述的鼻渊、脑漏，除包括了鼻窦炎外，还包括上颌窦的恶性肿瘤。

上颌窦癌初起症状一般不明显,以后出现局部疼痛,在患侧鼻道流出臭味带血的脓水,头痛,如向鼻腔发展则产生鼻塞,嗅觉消失,鼻腔见到肿物;向前发展,可出现面颊部肿突疼痛;向下发展,发生牙痛,齿龈肿胀,甚至硬腭穿孔;向上破坏眼眶则发生眼球突出,运动和视力障碍,甚则上犯颅脑,则头痛剧烈,出现脉络痹阻之证。X线摄片显示骨质破坏。

上述癌肿,根据其病理变化和全身症状表现,可按如下三方面辨证:

(1)痰浊结聚:咳嗽有痰,胸闷,身重体倦,头重头痛,心悸,恶心,胃纳差,大便溏,舌质淡暗或淡红,舌体胖或有齿印,苔白或黄腻,脉弦滑或细滑。

(2)气血凝结:耳内胀闷,头痛,自觉烦热,胸胁胀痛,气粗便结,舌质红或紫斑,苔白或黄,脉细、涩、弦、缓。

(3)火毒困结:头痛剧烈,心烦失眠,咳嗽痰稠,颧潮红,口气臭,口干苦,耳鸣耳聋,小便赤,量少,舌质红或红绛,脉弦滑数或涩。

癌肿病者,到后期,多见形体瘦削,面容憔悴,气血衰败,元气殆尽,或血脉破裂,出血不止,或肿物堵塞喉道,呼吸困难,窒息而死。

证候分析:气血凝聚,痰浊结聚,脉络瘀阻,久则积结成癌;郁久化火,火毒内困,火与气血停聚,则癌肿溃破腐烂;火毒灼伤肌肉脉络,肉腐脉损,故而出血,流臭液;癌肿循经脉向远处侵犯,这些脉络多循经颈部,故恶核多先见于颈部;气血痰浊瘀塞经络,经络不通,不通则痛,若属火毒灼损,经脉瘀塞,则疼痛加剧;上犯于颅脑,则头痛剧烈;癌肿位于声门,影响发音功能,则声嘶;癌肿逐渐胀大,蒙闭耳窍则耳鸣听力下降,堵于鼻窍则鼻塞;堵于气道则呼吸困难,甚则窒息;阻于咽,则吞咽不利,如有物阻;运动障碍,视力差,此为脉络痹阻之证。

治疗

(1)痰浊结聚:宜祛痰浊,散结聚,和脾胃,可选用清气化痰丸选加鸡内金、党参、山慈姑之类。方中以半夏、胆南星、瓜蒌仁、杏仁、陈皮行气化滞祛痰浊,以枳实、山慈姑消散结聚,配以鸡内金、党参、茯苓、黄芩以和脾胃。如痰多,颈部肿块巨大,宜配用四生散以攻坚逐痰。

(2)气血凝结:宜行气活血,软坚散结,和肝养阴,可选用丹栀逍遥散,选加三棱、莪术、穿山甲、昆布、牡蛎之类。方中以三棱、莪术、牡蛎、昆布、穿山甲攻坚散结,当归、白芍和肝活血,丹皮、栀子凉血行瘀,助以柴胡、薄荷以疏肝解郁,党参、茯苓、白术、甘草健脾行气渗湿。根据病情配用水蛭、虻虫、土鳖、桃仁、三棱、莪术等,助以破血逐瘀,攻坚消结。

(3)火毒困结:宜泻火解毒,疏肝健脾,可选用柴胡清肝汤,选加白术、沙参、白茅根、鸡内金之类。方中以柴胡、当归、川芎、白芍、生地疏肝养血,黄芩、栀子泻火清热,白术、鸡内金、甘草健脾燥湿消积,花粉、沙参、茅根、连翘清热养阴凉血,助以防风、牛蒡子以清散邪热,如火毒盛极,宜配用山豆根、青黛、苦地胆等以苦泄热毒。

如气血衰败,阴血亏损,可选用归脾汤加减。若见津液耗伤,宜养阴益气生津,可合用天花粉、芦根、雪梨干、沙参、麦门冬。若以脾虚为主,宜健脾补气,可合用四君子汤加减。若证见肾阳不足,宜温补肾阳,可选用附桂八味丸。若疼痛较剧,可配用露蜂房、三七、沉香、五灵脂、木香、蔓荆子、藁本等,或用1%冰片酒精涂敷疼痛部位,以减轻局部疼痛。

在治疗过程中,攻补兼施,或先攻后补,或以毒攻毒,或活血祛瘀,或苦泄热毒,均宜酌情选用,灵活施治。本病属邪实证,往往因气血耗尽而死亡,应着重健脾培元,补养气血,以达到扶正祛邪。

目前常用于治疗肿瘤的中草药,按其作用归类,有如下几种:

泻火解毒:白花蛇舌草、石上柏、山豆根、七叶一枝花、蛇泡簕、老鼠簕、山海螺、虎杖、青黛、了哥王、半枝莲。

祛痰散结:生南星、生川乌、生草乌、生半夏、猫爪草、海藻、硇砂、浙贝母、山慈姑。

活血散结:虻虫、三七末、土鳖、三棱、莪术、葵树子、白花丹、水蛭。

镇痉止痛:蜈蚣、全虫、露蜂房、僵蚕、守宫、蛸螂虫。

【护理及预防】

(1) 注意精神调节,保持心情舒畅、避免忧郁、思虑等过度的精神刺激。

(2) 注意饮食卫生,避免过食辛辣炙煿之品,节制烟酒,忌食发霉、有毒食品。

(3) 注意环境卫生,避免有毒及致癌物质外溢,加强个人防护。

(4) 有病及早治疗,以免迁延日久转化为癌,开展肿瘤的普查,争取早期诊断,早期治疗。

7. 附 篇

7.1 耳鼻咽喉口齿的检查法

耳鼻咽喉口齿的检查常借助专科器械与人工照明。一般被检者与检查者对面而坐(婴幼儿则由父母或护士怀抱,固定其位置),光源(常用60～100 W的电灯)置于被检者右后侧,稍高于耳部。检查者头戴额镜,使镜孔置于一眼之前,光线投照于额镜上,转动额镜,使最佳聚焦点反射于检查处(图4)。

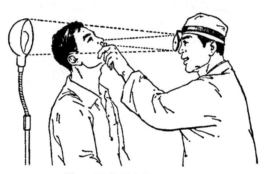

图4 耳鼻咽喉检查之光源

7.1.1 耳的检查法

1. **外耳的检查**

注意耳郭有无红肿、裂伤、渗出、畸形、先天性耳前瘘管等。牵动耳郭或压迫耳屏,如有疼痛,常为外耳道炎或外耳道疖肿的征象。触诊乳突部和其周围组织,查明有无水肿、压痛和肿大的淋巴结等。

2. **耳镜检查法**

主要是为了检查外耳道和鼓膜。被检者坐于检查椅上,面向一侧,医生以额镜将光线反射于外耳道口。选择大小适宜的耳镜置入外耳道内。如检查成人,应将其耳郭上部牵向后上方,若检查儿童,则将其耳郭下部向后下方牵拉,以使外耳道变直,利于观察。注意外耳道腔大小,皮肤的色泽。如有肿块,可用探针触查其硬度,并查明有无疼痛。如有耵聍、分泌物或异物,应予清除。

鼓膜的检查,在临床上有重要的意义。应注意观察鼓膜的全部,特别是鼓膜的松弛部。检查时注意下列各项:

(1)鼓膜的颜色:正常鼓膜是灰白色而有光泽。周边部分较白,鼓膜前下方可见一反射光锥,如鼓室有急性或慢性炎症,鼓膜的正常光泽及反射光锥可能消失,并有不同程度的充血、增厚,石灰质沉着,穿孔或瘢痕等病变。

(2)鼓膜的位置:鼓室内有病变,鼓膜的位置发生了改变则正常标志消失。如鼓室有急性炎症时,因鼓膜充血,锤骨柄锤骨短突和前后皱襞就看不清楚。当鼓室内有积液,鼓膜呈外凸。若咽鼓管堵塞,鼓室气压减低,鼓膜内陷,锤骨柄向后移呈横位,锤骨短突和前后皱襞变得更为明显,光锥不完整。

(3) 鼓膜穿孔:要注意穿孔的位置,大小及穿孔的病理变化(图5)。如外伤性穿孔,多呈裂缝状、锐角状不规则。如鼓膜有中央性小穿孔,并有搏动现象,表示为急性化脓性中耳炎,引流不畅。如中央性小穿孔见于慢性脓耳者,多表示病情较轻。若鼓膜中央性大穿孔或鼓膜大部消失,穿孔内有脓液、肉芽组织和腐烂的听骨等情形,表示鼓室有比较严重的慢性病变。若鼓膜有边缘性穿孔,特别是穿孔位于鼓膜松弛部,穿孔内有臭脓和胆脂瘤时,表示鼓室隐窝有严重的病变。

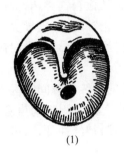 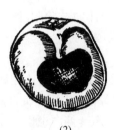 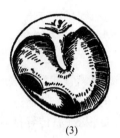 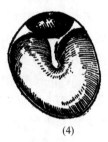

(1) (2) (3) (4)

图5 鼓膜穿孔的位置

(1) 鼓膜中央性穿孔 (2) 鼓膜大穿孔 (3) 鼓膜边缘性穿孔 (4) 鼓膜松弛部穿孔

利用电耳镜(在手电筒上接上带放大镜的耳镜)检查,更为方便,并可看到细微病变。

用希格尔耳镜可以测定鼓膜的活动程度。这种耳镜的一端可接上大小不同的耳镜,另一端为一放大镜所封闭,在耳镜旁边有一小管可接连橡皮球,用额镜反光透过放大镜,可观察鼓膜,当挤压橡皮球时,鼓膜向内移动,放松橡皮球时,鼓膜就向外移动。若鼓膜有粘连,则挤压橡皮球时无移动。利用此镜进行瘘管试验。

3. 咽鼓管通气法

本法是将空气经咽鼓管压进鼓室,以检查咽鼓管是否通畅;也可借咽鼓管通气,以检查鼓膜有无细小穿孔,并有调节鼓室气压,帮助排除鼓室积液,防止听骨粘连等作用。操作方法见附篇"咽鼓管金属导管吹张法"。

4. X线检查法

颞骨的X线摄片对耳部疾病的诊断及决定治疗方法有很大帮助。急性乳突炎多显示气房混浊或形成脓腔。慢性中耳炎和乳突炎并有胆脂瘤者,多显示边缘整齐的孔洞,最易识别,没有胆脂瘤的慢性中耳炎和乳突炎多显示为松质或硬化型乳突,可能显示有骨质破坏。

5. 听力检查

目的是测定听力是否正常、听力障碍的程度和性质。听力检查对耳部疾病的诊断和治疗极为重要,宜在安静无噪音的环境中进行。常用方法有如下几种:

(1) 语音试验:测定患者对语音的听敏度,以估计听觉减退的程度。被检查者闭眼侧坐,被检耳向检查者,另侧外耳孔以手指堵塞。检查者于6 m外用耳语发音,内容以一般熟悉的词句为宜,如广州、北京、红旗、战士、工作、学习等。嘱被检者重复所听到的声音。如被检查者不能听到,可以缩短距离,重新检查,以听到为止。一般正常人能听6 m距离的耳语,若被检者3 m处方能听到耳语,则以3/6表示被检者的听力。用同法测定另侧耳听力。

(2) 表试验:是一简便的方法,可以约略估计听力减退的程度。被检者闭眼静坐,用手指将一侧外耳孔塞紧,检查者站于被检者身后,持表由远而近,逐渐接近试验耳,以确实听到表声为止,如此试验数次,记下听到表声的距离,如正常耳听到表声距离为 100 cm,而被检查者听到表声的距离为 60 cm,则以 60/100 表示被检者的听力。同法试测另侧耳听力。

（3）音叉试验:是确定听力减退性质的主要方法。常用频率为 256 次/s,或 512 次/s 的音叉。

1）Rinne（任内）试验（气导、骨导比较法）:这个试验借比较空气传导和骨传导时间的长短,来区别耳聋的类型。试验的方法是把音叉振动后,使其股部接近被检耳外耳孔处,以检查空气传导。至被检查者不能听到声音后,立即移动音叉,使音叉柄部接触乳突部的鼓窦区以检查骨传导。如果此时被检者仍能听到声音,则表示骨导大于气导,称为任内试验阴性（一）。重新振动音叉,并检查骨导,至被检查不能听到声音后立即移音叉检查气导,若此时被检者仍能听到声音,则表示气导大于骨导,称为任内试验阳性（＋）。正常听力,气导大于骨导 1～2 倍;传导性耳聋为骨导大于气导;神经性耳聋则气导大于骨导,但气导、骨导时间均较正常耳缩短。

2）Weber（韦伯）试验（双侧骨导比较法）:这个试验是借比较两耳的骨传导时间来区别耳聋的类型。把振动音叉的柄部放在被检者颅骨的中线上,询问被检查者何侧听到声音。正常人两耳听到音叉声音是相等的;传导性耳聋,声音偏向患侧或重患侧;神经性耳聋,声音偏向健侧或较健侧。

3）Schwabach（施瓦伯）试验（骨导锐力检查法）:这个试验借比较被检查者和正常人骨导时间的长短来区别耳聋的类型。把振动音叉的柄部放在被检查的乳突部鼓窦区,至听不到声音时,立即移至检查者的鼓窦区（检查者的听力必须正常）,如此时检查者仍能听到声音,则表示被检者的骨导比正常人缩短,反之则为延长。正常听力,被检者与检查者骨导时间相等;传导性耳聋,骨导时间延长;神经性耳聋,骨导时间缩短（图 6）。

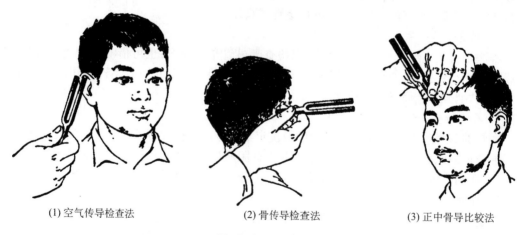

(1) 空气传导检查法　　　　　(2) 骨传导检查法　　　　　(3) 正中骨导比较法

图 6　音叉检查法

4）高低音限度试验:正常人低音听觉限度 16 次/s,高音听觉限度 2 万次/s。测定被检查听高音和低音的限度,用以区别耳聋的类型。简单的方法可用频率 64 次/s 的音叉比较被检者和检查者的气导时间,作为其低音限度,如果被检查者气导时间缩短,则其低音限度升高。另用频率 2 048 次/s 的音叉比较被检查者和检查者的气导时间,作为其高音限度,如果被检查者的气导时间较短,就表示高音限度有降低。

兹将利用各种音叉试验鉴别不同类型耳聋的方法,列表如下:

音叉试验	正常耳	传导性耳聋	神经性耳聋	混合性耳聋
任内试验	正常（＋）	阴性（一）	阳性（＋）	（＋）（一）或（±）
韦伯试验	两耳相等	偏向患侧或重患侧	偏向健侧或较健侧	不定
施瓦伯试验	正常	增长	缩短	缩短
低音限度	正常	提高	正常或微提高	提高
高音限度	正常	正常或微降低	降低	降低

（4）听力计检查：是现代比较准确的检查方法，不但可以确定听力减退的性质，而且可以确定听力减退的程度。听力计可发出多个不同频率的声音，并可控制声音的强度。各个频率的正常听力均在零的水平。患者听力缺损以分贝（dB）计算。检查时将空气传导和骨传导检查的记录作成听力曲线。正常听力：空气传导和骨传导都在零的水平。传导性耳聋：空气传导低音损失较高音为甚，骨传导正常或接近正常。神经性耳聋：空气传导高音损失较低音为甚，骨传导损失和空气传导损失相同或较甚。混合性耳聋：空气传导低音和高音损失约在同一水平，或高音较甚，骨传导损失较空气传导损失为轻。

6. 前庭功能检查

前庭功能系指前庭器的平衡功能。当前庭受到刺激时，功能紊乱，主要发生眼球震颤、眩晕和倾倒等症状，称为前庭症状。前庭因病变而出现上述症状，称为自发性前庭症状。发现自发性前庭症状，就表示前庭存在着一定的病变。若用人为方法，刺激前庭，借以诱发前庭症状，称为前庭功能试验，可以确定前庭功能并且帮助诊断。分述如下：

（1）自发性前庭症状检查

1）自发性眼球震颤检查：令患者固定头部，两眼注视离他 50 cm 的检查者的手指，眼球随手指上下左右移动，移动以距中线约 45～50°为限，因眼球过度斜视，可产生生理性眼球震颤。若发现有眼球震颤，应注意眼球震颤的种类、方向、振幅、轻重程度、震颤的频率和时间等。眼球震颤有快相与慢相之分。慢相是因为迷路受刺激所产生，它与内淋巴流动的方向一致；快相则为皮质下中枢向相反方向调节眼球的现象，它与内淋巴的流动方向相反。临床上，因快相容易观察，故以其代表眼球震颤的方向。

眼球震颤的轻重程度，可分为三级：

第一级：患者凝视向快相方向始有眼球震颤者。

第二级：患者向前注视时发生眼球震颤者。

第三级：患者眼球转向任何方向，均发生眼球震颤者。

眼球震颤可分为三种类型。区别眼球震颤的种类，就可断定眼球震颤发生的原因。

周围迷路性眼球震颤：其特性是眼球震颤为水平或旋转性，具有快相和慢相。病变较轻时眼球震颤多向患侧，病变严重时眼球震颤多向健侧。同时有眩晕，眩晕的轻重和眼球震颤的程度是一致的，可能伴有恶心和呕吐。身体倾倒或偏过定位试验偏向眼球震颤慢相的方向。眼球震颤时间较短，为时数日或数星期。

中枢性眼球震颤：其特性是重度的眼球震颤，震颤的方向不一，可能为水平、垂直、旋转或倾斜等。这类眼球震颤存在数年或数月，系中枢神经系统疾病所致，伴有中枢神经系统疾病的症状。恶心、呕吐、倾倒或偏过定位和眼球震颤的强度无关。

眼病性眼球震颤:其特性是眼球很快地向各方向颤动,系眼部的疾病所致。眼球震颤可存在数年,常伴有头晕,当眼睛闭合或停止凝视时,头晕就消失或减轻。

2)自发性倾倒症状检查:令患者闭眼直立,两足靠拢,注意有无倾倒。因前庭病变发生的倾倒,倾倒的方向和眼球震颤的慢相是一致的。

3)偏过定位试验:正常人虽将眼闭合,亦能察觉身体所处的位置,并能辨别方向。前庭因病变或进行试验刺激以后,若无视觉协助,定位就发生紊乱,故称为偏过定位,利用此现象进行的前庭功能试验称为偏过定位试验。试验方法是检查者坐在患者的对面,伸出一指,令患者高举一上肢,向下移动,用食指触到检查者的手指;先在眼注视下进行,以后令患者将眼闭合再行检查。如患者上肢的动作偏于一侧,就称为偏过定位征阳性。偏过定位的发生是因前庭受刺激后有眩晕症状,患者感觉周围的东西离开患者运动,为了企图补偿偏差去触到检查者的手指,患者的上肢就偏向一侧。

(2)前庭功能试验

1)冷热试验:分别将30℃和44℃的水,冲入外耳道直达鼓膜,观察被检查者眼球震颤的振幅、频率、方向和时间,以了解被检查者的前庭功能的方法(图7)。

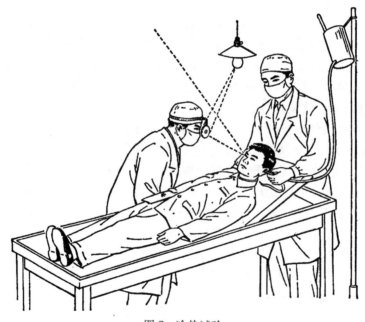

图7 冷热试验

2)旋转试验:令患者坐在旋转试验椅上,脚踏在试验椅的足板上。将头固定在稍向前倾30°的位置,则两侧水平半规管呈水平位,用每20 s转10周的速度向右侧旋转10周,然后突然停止。令患者注视正前方,观察眼球震颤的方向,类型和时间。休息5～10 min后,用同法再向左侧旋转。如将头固定在向后60°或向前120°的位置,则可检查上垂直半规管和后垂直半规管。

试验水平半规管时发生水平性眼球震颤,若试验垂直半规管,则发生旋转性眼球震颤。

当头稍向前倾30,向右旋转突然停止时,左侧水平半规管的内淋巴液流向壶腹,发生的眼球震颤快相向左。正常眼球震颤持续时间为30 s。若眼球震颤时间延长至1～3 min,也不一定说明前庭有病变,它可能表示前庭过敏。若眼球震颤时间少于 20 s,则表示前庭不易受刺激。此外,眼球震颤时间缩短也常由前庭病变所致。

3）瘘管试验:瘘管试验的目的是检查水平半规管的骨壁是否因病变(特别是胆脂瘤腐蚀)形成瘘管,通入外淋巴间隙。试验方法是:用希格耳镜放入外耳道内塞紧,压迫橡皮球,则鼓室压力增加,若有瘘管存在,则膜迷路受到压力刺激,产生眼球震颤或轻度眩晕,眼球向患侧震颤。若瘘管被肉芽阻塞或迷路已经破坏,就是有瘘管也无反应。

7.1.2　鼻的检查法

1. 外鼻的检查

主要观察有无形态、色泽改变及损伤,触诊可检查有无压痛、骨折等。

2. 鼻前庭的检查

嘱被检者头稍后仰,检查者以拇指推起其鼻尖即可检查。注意鼻前庭部皮肤有无红肿、溃疡、结痂、皲裂、脓疮等。如前鼻孔有痂皮堵塞时,可用双氧水将其软化后除去,再行检查。

3. 鼻腔的检查

是鼻部检查的重点,常借助鼻镜进行检查。

鼻镜的用法:左手持鼻镜,拇指置于鼻镜两叶的交叉点上,一柄置于掌内,另一柄由其余四指扶持,鼻镜的两个扩张叶与鼻底平行。将鼻镜轻轻地置入鼻前庭,然后慢慢地打开鼻镜的两叶。注意不要将鼻镜放入过深,不能超过鼻阈,以防造成疼痛或碰伤鼻中隔引起流血。取出鼻镜时勿使两叶完全闭拢,以免挟住鼻毛而增加受检者的痛苦(图 8)。

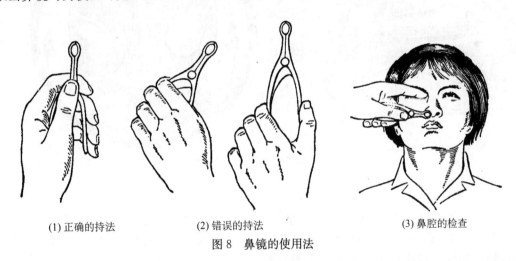

(1) 正确的持法　　　　(2) 错误的持法　　　　(3) 鼻腔的检查
图 8　鼻镜的使用法

鼻腔检查一般可按由鼻下部向上部,由鼻前部向后部,由内壁向外壁的次序进行,以免遗漏。

被检者头部略向前低下时,可见鼻腔底部、鼻中隔前部和下部、下鼻甲下部和下鼻道,若头向后仰 30°～60°,可见鼻中隔上部和后部、鼻丘、下鼻甲上部、中鼻甲、中鼻道。少数的患者也可以看到上鼻道。如果鼻粘膜肿胀,可先用 1‰～2‰麻黄素液使粘膜收缩后再观察。

正常鼻粘膜呈淡红色,湿润,光滑,鼻甲粘膜柔软而有弹性,鼻底及各鼻道无分泌物潴留。

在检查过程中,注意观察以下情况:

1）鼻粘膜：颜色、肿胀、肥厚、萎缩、表面湿润或干燥，有无溃疡、粘连等。

2）总鼻道：增宽或变狭窄。

3）分泌物：量、颜色、性状、部位。分泌物的性状可分为浆液性、粘液性、脓性、血性和混合性。

4）结痂：量、颜色、性状。

5）鼻中隔：偏曲的程度和部位、有无出血、溃疡或穿孔等。

6）肿瘤：有无肿物、形状、大小、部位、颜色等。

4. 后鼻镜检查法

用此法检查鼻腔后部咽腔。被检者头略前倾，张口，咽部完全放松，用鼻呼吸。

将后鼻镜放酒精灯上略为加热，以免被检者呼出之水气凝于镜面妨碍观察。在将后鼻镜伸入口腔前，应先用手背试一下镜的温度是否适宜，防止镜背过热烫伤咽部。

检查者左手持压舌板，将舌背前 2/3 向前下方压住，右手持后鼻镜，将其放入软腭后方，在悬雍垂与咽后壁之间，镜面向上，注意勿使镜与咽后壁或软腭接触，以免引起恶心反射（如被检者咽部反射过敏，可用 1% 地卡因或 4% 可卡因溶液喷雾麻醉咽部）。转动镜面，可以看到鼻咽腔顶部、咽鼓管隆突和开口、咽隐窝、鼻中隔后缘、各鼻甲的后端等。注意有无炎症、脓液、肿瘤等（图 9）。

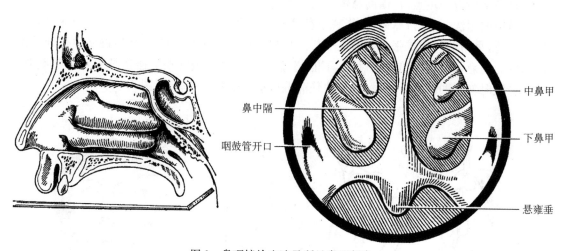

鼻中隔　　　　　　　　　　　　　　　　　　中鼻甲

咽鼓管开口　　　　　　　　　　　　　　　　下鼻甲

悬雍垂

图 9　鼻咽镜检查法及所见鼻咽部象

5. 鼻窦的检查

（1）触诊：根据压痛点的位置，可以帮助判断那一鼻窦的急性炎症。如额窦炎之压痛点在眼眶内上部，筛窦炎之压痛点在眼眶内壁，上颌窦炎在犬齿窝有压痛，且常有臼齿感觉过敏，蝶窦、后筛窦炎症剧烈时，可发生眼球压痛。

（2）利用鼻镜检查：主要根据鼻粘膜的改变及鼻道的引流以帮助诊断鼻窦炎。如前组鼻窦炎引流在中鼻道，后组鼻窦炎之引流在上鼻道、嗅沟。

（3）鼻窦的透照试验：鼻窦透照器是一个细长的管子，一端装有小灯泡，另一端接于电源。检查须在暗室内进行。将透照灯放在眼眶内上部，使光线向上放射，前额部可见显示额窦大上的鲜红色光亮区，若将消毒的透照灯放入被检者口中，顶住硬腭中部和后部，被检者闭口，在下睑部可出现一月牙形的红色光亮区，同时同侧瞳孔内亦发出红光，患者闭眼时，亦自觉眼内发亮,如果透明区黑暗,往往说明鼻窦内有病变,如粘膜增生肥厚、肿瘤、粘液、脓液,或鼻窦发育不良等。

(4) 鼻窦 X 线检查法:此法对鼻窦疾病的诊断很有帮助。从鼻窦 X 线摄片上可了解鼻窦的发育情况,形状和大小,并可以查出粘膜是否增厚,骨壁和周围组织有无破坏,窦内是否有息肉、肿瘤、异物或分泌物存在。

(5) 上颌窦冲洗法:用于对上颌窦疾病的诊断。注意冲出物的数量和性质,必要时可将冲出物作细菌培养与癌细胞检查等。

上颌窦冲洗的操作方法见附篇"上颌窦穿刺冲洗法"。

6. 嗅觉检查

用小瓶分装各种有气味的液体,如醋、酱油、麻油、酒精、香水、汽油等,让受检者嗅闻分辨。此法用于一般门诊或大批体检,只能检查嗅觉的有无。

7.1.3　咽喉的检查法

1. 口咽部检查

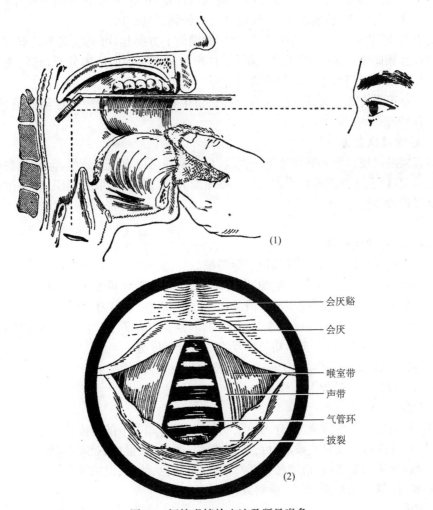

(1)

(2)

会厌谿
会厌
喉室带
声带
气管环
披裂

图 10　间接喉镜检查法及所见喉象

被检查者正坐张口，安静呼吸，舌平放口底，检查者手持压舌板，把受检者舌头轻轻压下。压舌板的远端宜置于舌前 2/3 和舌后 1/3 交界处，过深则容易引起恶心呕吐，过浅则无法充分暴露口咽部。压舌板的近端不可下压，以防将舌头压于齿上，引起疼痛。对反射敏感者，可用 1‰地卡因或 4‰可卡因溶液喷雾 1～2 次后再检查。

注意观察口咽部形态，粘膜的色泽，扁桃体的大小，有否充血、分泌物、假膜、溃疡、新生物，以及软腭、咽壁及前后腭弓的活动情况。若用拉钩将前腭弓向前拉开，则能更好看清扁桃体的真实情况。用压舌板挤压前腭弓，检查隐窝内有无干酪样物或脓液溢出。

2. 鼻咽部检查法

即后鼻镜的检查法。见鼻的检查法。

3. 喉咽部检查法

即间接喉镜检查法。可见喉咽部及喉头部。受检查者端坐，张口，将舌伸出，检查者左手拇指和中指持纱布捏住被检者舌尖牵于口外，食指将上唇推开，无名指和小指托于颏部。右手持间接喉镜，镜面在酒精灯上稍微加温后，将喉镜伸入口内，用镜背将悬雍垂推向后上方，镜面向前下方。左右转动镜面，便可见到舌根和会厌、会厌谿、喉入口、喉腔、梨状窝等。要注意的是，间接喉镜内的形象与实际喉头的前后位置，正好颠倒，而左右不变(图 10)。

注意观察咽部形态、粘膜色泽、分泌物、溃疡、肿物、异物等。

当受检者发出"衣——衣"的声音时，会厌即向前上方提起，可见喉正中处有两条纵行的磁白色声带互相向中线靠拢，受检者深吸气时，声带呈人字形向两侧分开，其间成一三角裂隙，即为声门，通过声门可见气管前壁的气管环。

注意观察声带有无充血、肥厚、结节、息肉、新生物、溃疡，以及声带运动的情况(声带瘫痪所在位置)等。

4. 直接喉镜检查法

系借直接喉镜使口腔和喉腔处于一直线，以便视线可以直接到达喉部，以观察喉部的真实形象或病变，以及在喉内施行手术治疗。如钳取异物、息肉，采取活组织，或通过直接喉镜内插入支气管镜检查等。

7.1.4　口齿的检查法

口齿的检查常借助口镜、探针和镊子等器械。

口镜：用于牵引唇、颊、舌等软组织，以便于检查，同时又可利用口镜反射光线，以增加检查部位的光亮度。其次，凡直视不易看清的部分，也可以在口镜中反映出来。

探针：具有锐利的尖端，用以检查牙冠的沟裂、点隙和龋洞、牙本质的感觉状况、牙周袋的大约深度与龈下牙石，以及充体物与修复物的密合程度等。

镊子：用以夹持敷料，并可用于检查牙齿松动度及扣诊牙龈。

口齿的一般检查包括如下几种：

(1) 望诊

1) 颌面部：发育与对称情况，有无肿胀或硬块，颞下颌关节的功能状态等。

2) 牙齿：牙的排列及殆关系、数目、形态、颜色、龋洞、残根、残冠等情况。

3) 牙龈：牙龈的形态(包括肿胀、脓肿与萎缩)、颜色、牙石、溢脓等。

4) 粘膜：注意有无肿胀、糜烂、溃疡或色素沉着等。

(2) 探诊

1）龋齿:探查龋洞的部位和深浅。

2）牙周:可检查牙周袋的大约深度和位置、龈下牙石的数量和分布面。

3）脓道:探查脓道的方向和深度。

（3）叩诊　用镊子或口镜柄的末端,轻轻叩击患牙的牙冠,注意有无叩击痛及叩痛的程度。

（4）牙松动度检查法　用镊子夹住牙齿,轻轻摇动,以观察牙齿的松动程度。

除此,尚有嗅诊、扪诊、咬诊及 X 线检查法等多种。

如病情需要,还可做其他一些特殊的检查法。

7.2　耳鼻咽喉口齿科常用治疗手术

7.2.1　鼓膜切开术

1. 适应证

鼓室内积脓,鼓膜外突显著,尚未穿孔或虽穿孔而引流不畅者,可用此法使其排脓。

2. 操作

（1）用酒精消毒外耳道皮肤。

（2）用棉片浸润局部麻醉剂(可卡因晶体、薄荷脑晶体、纯石炭酸等量混合)置于鼓膜表面 15 min。

（3）用鼓膜切开刀于鼓膜后下部作弧形切口。切口位于鼓脐与鼓膜周边之中点,长约占鼓膜周边 1/3。鼓膜切开时注意不可刺入太深,以免损伤听小骨(图 11)。

（4）将排出的脓液拭抹干净。

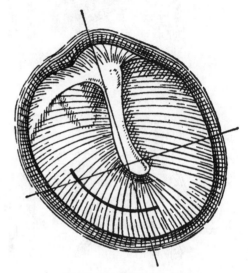

图 11　鼓膜切开术之切口

7.2.2　咽鼓管金属导管吹张法

1. 适应证

本法是使空气经咽鼓管进入鼓室,调节鼓室内气压,并排除其渗出物。亦能使鼓室腔粘连分开,咽鼓管消肿,改善听力。用此法检查咽鼓管的通畅度及治疗咽鼓管闭塞而致的非化脓性中耳炎。

2. 禁忌证

有上呼吸道急性感染,鼻咽腔有脓液未清除,鼻咽腔有溃疡、肿瘤等,忌用此法。

3. 操作

用咽鼓管吹张导管插入咽鼓管的咽口,再行打气,同时以一长而细两端安有接耳头的橡皮管,一端插入被检者的外耳道,一端插入检查者的外耳道,听空气经过咽鼓管时的吹风声,以判定咽鼓管是否通畅。

其方法有两种:

（1）以鼻中隔后缘作为标记:将导管头沿一侧鼻腔底伸入,直达咽后壁,然后将弯端向内转 90°,徐徐退出,使管头钩住鼻中隔后缘,复将弯端向外转 180°,即可进入同侧咽鼓管咽口。

（2）以咽鼓管后隆突作标记:将导管头沿一侧鼻底伸入,直达咽后壁,然后将弯端向外转 90°,徐徐退出,经咽鼓管后隆突时,管头即跳入咽鼓管咽口。

　　管头进入咽鼓管咽口后,用左手固定导管,右手持吹张球,接于管尾吹气。吹张毕,放导管,导管即自然落下,慢慢退出鼻腔(图 12)。

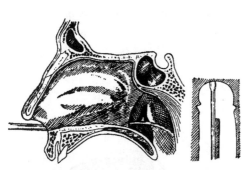

（1）导管弯端沿鼻腔底部向后,达咽后壁

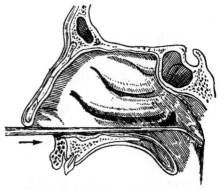

（1）导管弯端沿鼻腔底部向后,达咽后壁

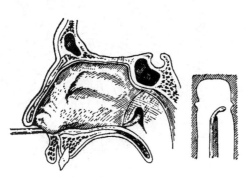

（2）导管弯端向内旋转 90°,并稍向外抽,至管的
　　弯部接触鼻中隔后缘

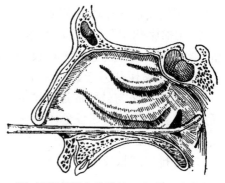

（2）导管弯端向外旋转 90°,进入咽隐窝

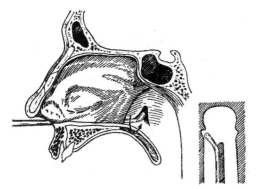

（3）导管弯端向外转 180°,进入咽鼓管口
　　甲　以鼻中隔后缘为标记

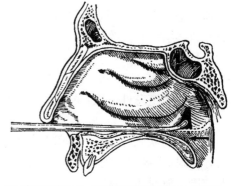

（3）将导管向外抽,导管弯端经降凸进入咽鼓管口
　　乙　以咽鼓管后隆突作标记

图 12　咽鼓管金属导管吹张法

7.2.3 下鼻甲注射法

1. 适应证

本法适用于下鼻甲肥大,用血管收缩剂治疗效果不显著者。下鼻甲注射药物后,促使粘膜产生瘢痕组织,减轻肿胀,改善鼻腔通气情况。

2. 常用药物

5%石炭酸甘油、50%葡萄糖溶液、20%磺胺嘧啶溶液、5%鱼肝油酸钠等。

3. 操作方法

先用蘸有 2%地卡因溶液棉片,置于双下鼻甲做表麻后,用细腰椎穿刺针,由前端刺入

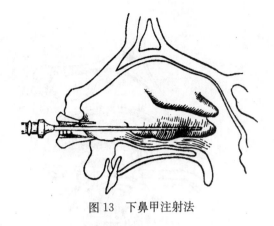

图 13 下鼻甲注射法

粘膜下沿与下鼻甲游离缘平行方向直达后端,注意不能穿破后端粘膜(图 13)。然后边拔边注射,每侧下鼻甲可注射药液 1～2 ml,注射后局部塞一棉花球止血,15～30 min 后可取出棉球。每周 1 次,5～7 次为一疗程。

7.2.4 后鼻孔填塞止血法

1. 适应证

本法适用于鼻出血部位比较靠后,前鼻孔填塞法处理无效者。

2. 操作方法

用消毒凡士林纱布卷扎成一端大、一端小的锥形纱布球,大端大小与后鼻孔大小相应,直径约 2 cm,用两根粗线扎住纱布球中部,前端留二根线,后端留一根线(锥形纱布球宜平时做好、消毒,以备急时之用)。用细导尿管沿出血侧之下鼻道伸入鼻咽腔,直抵口咽部,以海绵钳从口咽部挟住导尿管一端,将其引出口外。纱布球上前端的两根线,系住导尿管口端,由前鼻孔拉出导尿管,并借中指或海绵钳帮助,将纱布球送进口腔超过软腭,进入后鼻孔部,拉紧前鼻孔的线头,再用凡士林纱布条做前鼻孔填塞,然后将线头系在纱布卷上,固定于面颊部,口中的第三根线,可从软腭以下剪断(图 14)。

后鼻孔填塞时间,一般不宜超过 48 h。必要时,需在拉出原来的填塞物后再重新填塞。如填塞过久,可引起感染。因此,须结合应用消炎抗菌的药物。

3. 拉出纱布球的方法

剪断前鼻孔固定的线头,取出前鼻孔的填塞物,用血管钳挟住纱布球露在口咽部的线头,将线连同纱布球,经口部拉出。

7.2.5 上颌窦穿刺冲洗法

1. 适应证

本法用于化脓性上颌窦炎的辅助诊断及治疗。多用于慢性化脓性上颌窦炎。急性上颌窦炎经药物治疗,脓液仍多者,也可应用。

2. 操作方法

以蘸有 2%地卡因溶液的棉片或棉签,置于下鼻道外侧壁、距下鼻甲前端 1～1.5 cm 处,为 10～15 min,做粘膜麻醉。穿刺时,医生以一手固定病人头部,另一手持上颌窦穿刺针,针尖置于麻醉点上,针尖方向对准同侧眼外眦,用旋转钻入方法用力前进,不可用力过猛,以免伤及上颌窦其他窦壁。当穿刺针已正确进入窦内后,拔出针芯,接冲洗管,用温生理盐水

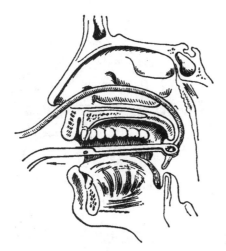

（1）用导尿管由鼻腔插入咽部
用海绵钳将其一端引出口外

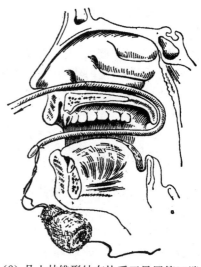

（2）凡士林锥形纱布块系于导尿管口端

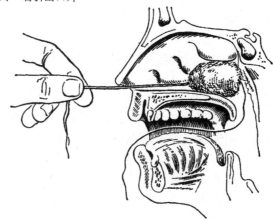

（3）牵引锥形纱球使进入后鼻孔

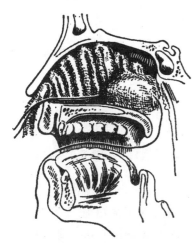

（4）用凡士林纱条作前鼻孔填塞

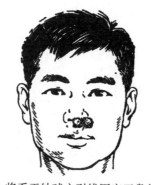

（5）将系于纱球之引线固定于鼻前孔

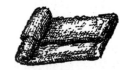

（6）锥形纱球的制作方法

图14　后鼻孔填塞止血法

冲洗窦腔。冲洗时病人身体前倾,低头偏健侧,颌下以小盆盛接冲出液。窦内积脓可随水冲出,注意观察脓液的多少与性质。冲洗后可注入消炎解毒的药液。最后拔出穿刺针,置入消毒棉球,压迫止血。

如冲洗时遇有阻力,立即检查原因。如病人发生晕针现象,要即停止穿刺,拔出针后,让病人平卧休息及做其他必要处理(图 15)。

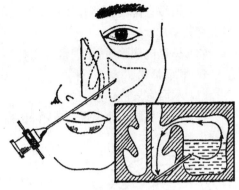

图 15　上颌窦穿刺冲洗法

7.2.6　鼻息肉摘除术

祖国医学对鼻息肉摘除术早有记载,如《外科正宗》所说:"取鼻痔法……用细铜箸二根,箸头钻一小孔,用丝线穿孔内,二箸相距五分许,以二箸头直入鼻痔根上,将箸线绞紧,向下一拔,其痔自然拔落。"目前鼻息肉摘除术是在此基础上发展起来,从手术器械及用药等方面做了改进。

1. 适应证及禁忌证

鼻息肉患者,身体一般情况良好,可行手术摘除。如有下列情况,暂缓手术。

(1) 身体有急性病存在时,暂缓手术。

(2) 高血压患者,可在使用降压药,使血压降低后施行。

(3) 血液病如粒细胞减少症、白血病、再生障碍性贫血、血友病等,不宜手术。

2. 术前准备

术前 1 h 给苯巴比妥 0.06～0.09 g 口服,剪除鼻毛。

3. 手术步骤

(1) 以棉片蘸 2% 地卡因溶液或 4% 可卡因溶液,做鼻粘膜表面麻醉 2 次,每次时间为 5 min。

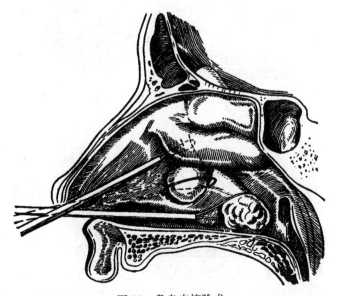

图 16　鼻息肉摘除术

（2）用鼻息肉圈套器套住鼻息肉根部，将息肉从根部绞断并取出。如一次套不干净，可多次将其套出。

（3）鼻息肉摘除后，用消毒凡士林纱布条填塞鼻腔压迫止血。

4．术后护理

（1）术后宜安静休息。

（2）注意鼻腔出血情况，如少许出血，可不必处理。如渗血量多，应取出再行填塞，并可给予止血药物。

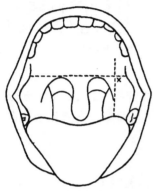

（3）术后24 h，取出鼻腔填塞物。如出血多，可用1％麻黄素溶液棉片再予填塞压迫止血。必要时，再用凡士林纱布填塞。如术后数天，仍有出血，多数由于术面感染，必须结合抗菌消炎药物治疗。

（4）取出纱条后，鼻腔使用1％麻黄素及5％强蛋白银溶液等交替滴鼻。术后第7天开始，可用硇砂散或明矾散敷放于鼻息肉的根部处，减少息肉的复发机会（图16）。

图17　扁桃体周围脓肿切口点

7.2.7　咽部脓肿切开排脓术

1．扁桃体周围脓肿切开

以悬雍垂根部做一想象之水平线，舌腭弓内侧缘之下端做一垂直线，二线交点处为切口点。用2％地卡因溶液涂于切口周围。切开时刀尖刺入深度不宜超过1 cm，以免损伤大血管。随后用止血钳向后方逐层分离，直达脓腔，将切口扩大至脓排尽为止（图17）。

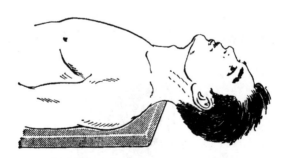

（1）咽后壁脓肿切开时之正确体位

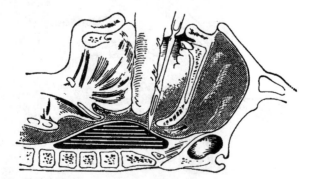

（2）咽后壁脓肿切开法（食指如图引导切刀并可避免刺入过深）

图18　咽后壁脓肿切开排脓术

2. 咽后壁脓肿切开

　　病人仰卧头低位,咽部用 2%地卡因溶液作表麻(小儿不用表麻)。用压舌板压舌,暴露咽部,用长穿刺针先行穿刺,抽出脓液,再以食指引导长尖刀插入脓肿最突出处,直达脓腔,向上切开粘膜,随用吸痰机抽吸脓液,以免脓液流入气管。然后用细长血管钳扩张切口,吸出脓液,至无脓为止(图 18)。

8. 附　方

索引

方　药

二　画

二阴煎(《景岳全书》):生地　麦冬　茯苓　炒枣仁　玄参　黄连　竹叶　木通　甘草

二陈汤(《太平惠民和剂局方》):橘皮　半夏　茯苓　甘草

十全大补汤(《太平惠民和剂局方》):党参　白术　茯苓　炙甘草　当归　熟地黄　川芎　白芍　黄芪　肉桂

七三丹(九一丹衍化方剂):熟石膏　红升丹　两药比例为 7∶3

七厘散(《良方集腋》):血竭　麝香　冰片　乳香　没药　红花　朱砂　儿茶

七叶一枝花酒精(经验方):七叶一枝花头 30 g　浸于 75% 酒精 100 ml,一周后取其清液备用。

人参紫金丹(《医宗金鉴》):人参　丁香　五加皮　甘草　茯苓　当归　骨碎补　血竭　五味子　没药

八珍汤(《正体类要》):川芎　当归　熟地黄　白芍　党参　茯苓　白术　炙甘草　生姜　大枣

九一丹(《药奁启秘》):熟石膏　红升丹　两药比例为 9∶1

三　画

三石散(经验方):制炉甘石　熟石膏　赤石脂　等量共研细末,麻油调敷。

三甲复脉汤(《温病条辨》):炙甘草　干地黄　白芍　麦门冬　阿胶　麻仁　生牡蛎　生鳖甲　生龟板

三黄洗剂(经验方):大黄　黄柏　黄芩　苦参　等量共研细末,上药 10~15 g,加入蒸馏水 100 ml、医用石炭酸 1 ml。

大承气汤(《伤寒论》):大黄　厚朴　枳实　芒硝

万花油(成药):药物略

小柴胡汤(《伤寒论》):柴胡　黄芩　人参　甘草　生姜　大枣　半夏

四　画

天麻钩藤饮(《杂病证治新义》):天麻　钩藤　生石决明　栀子　黄芩　川牛膝　杜仲　益母草　桑寄生　夜交藤　茯神

五五丹(九一丹衍化方剂):熟石膏　红升丹　两药比例为 5：5

五味消毒饮(《医宗金鉴》):金银花　野菊花　蒲公英　紫花地丁　天葵子

牙疼散(经验方):荜茇　细辛　高良姜　白胡椒　白芷　冰片　薄荷　雄黄

中和汤(《医宗金鉴》):白芷　桔梗　人参　黄芪　藿香　肉桂　甘草　白术　川芎　当归　白芍　麦门冬　生姜　大枣

牛黄解毒丸(《证治准绳》):牛黄　甘草　金银花　草河车　研为末,炼蜜为丸。

丹栀逍遥散(《太平惠民和剂局方》):柴胡　白芍　茯苓　当归　白术　甘草　生姜　薄荷　牡丹皮　栀子

六味汤(《喉科秘旨》):桔梗　甘草　薄荷　荆芥穗　防风　僵蚕

六味地黄汤(丸)(《小儿药证直诀》):山萸肉　淮山药　泽泻　牡丹皮　茯苓　熟地黄

六神丸(《雷氏方》):成药　药物略

少阴甘桔汤(《医宗金鉴》):桔梗　甘草　川芎　黄芩　陈皮　玄参　柴胡　羌活　升麻　葱白

双解通圣散(《医宗金鉴》):防风　荆芥　当归　白芍　连翘　白术　川芎　薄荷　麻黄　栀子　黄芩　石膏　桔梗　甘草　滑石

双解贵金丸(《外科大成》):大黄　白芷

五　画

玉女煎(《景岳全书》):石膏　熟地黄　麦冬　知母　牛膝

玉龙油(成药):药物略

玉屏风散(《世医得效方》):黄芪　白术　防风

玉露膏(经验方):芙蓉叶研成极细末,以凡士林调成20%油膏

正元丹(《秘旨方》):人参　茯苓　白术　甘草　黄芪　淮山药

正骨紫金丹(《医宗金鉴》):丁香　木香　血竭　儿茶　熟大黄　红花　当归　莲肉　茯苓　丹皮　白芍　甘草

甘露饮(《阎氏小儿方论》):熟地黄　生地黄　麦冬　天冬　枳壳　甘草　茵陈　枇杷叶　石斛　黄芩

甘露消毒丹(《温病条辨》):白豆蔻　藿香　绵茵陈　滑石　木通　石菖蒲　黄芩　川贝母　射干　薄荷　连翘

左归丸(《景岳全书》):熟地黄　淮山药　枸杞子　山萸肉　怀牛膝　菟丝子　鹿角胶　龟板胶

右归丸(《景岳全书》):熟地黄　淮山药　山萸肉　枸杞子　鹿角胶　菟丝子　杜仲　当归　肉桂　制附子

龙胆泻肝汤(《医宗金鉴》):龙胆草　栀子　黄芩　泽泻　木通　车前子　当归　柴胡　生地黄　甘草

龙眼白盐方(经验方):龙眼肉一枚　白盐少许　将白盐放龙眼肉上,贴牙龈痛处。

归脾汤(丸)(《济生方》):白术　茯神　黄芪　龙眼肉　酸枣仁　党参　炙甘草　当归　远志　木香

四生散(经验方):生南星　生川乌　生草乌　生半夏

四君子汤(《太平惠民和剂局方》):党参　白术　茯苓　炙甘草

四阴煎(《景岳全书》):大生地　白芍　麦冬　百合　甘草　沙参　茯苓

四苓散(《明医指掌》):猪苓　泽泻　白术　茯苓

四物汤(《太平惠民和剂局方》):熟地黄　白芍　当归　川芎

四物消风饮(《外科证治》):生地黄　当归　赤芍　川芎　荆芥　薄荷　柴胡　黄芩　甘草　蝉蜕

四黄散(《证治准绳》):黄连　黄芩　黄柏　大黄　滑石　五倍子　研末。

生肌散(《医宗金鉴》):煅石膏　血竭　乳香　轻粉　冰片

生脉散(《内外伤辨惑论》):人参　麦冬　五味子

仙方活命饮(《妇人良方》):穿山甲　天花粉　甘草　乳香　白芷　赤芍　浙贝母　防风　没药　炒皂刺　当归尾　陈皮　金银花

半夏白术天麻汤(《医学心悟》):半夏　白术　天麻　茯苓　陈皮　甘草　生姜　大枣

半夏厚朴汤(《金匮要略》):制半夏　厚朴　茯苓　紫苏叶　生姜

加味二陈汤(《医宗金鉴》):法半夏　陈皮　茯苓　甘草　黄芩　黄连　薄荷　生姜

加味四苓散(经验方):茯苓　猪苓　泽泻　白术　厚朴　陈皮

加味导赤散(经验方):生地黄　木通　淡竹叶　甘草　黄连　黄芩　金银花　连翘　牛蒡子　玄参　桔梗　薄荷

加减复脉汤(《温病条辨》):炙甘草　干地黄　阿胶　麦门冬　麻仁　白芍

六　画

托里消毒散(《外科正宗》):黄芪　皂角刺　金银花　炙甘草　桔梗　白芷　川芎　当归　白芍　白术　茯苓　党参

地黄饮(《医宗金鉴》):生地黄　熟地黄　首乌　当归　丹皮　玄参　白蒺藜　僵蚕　红花　甘草

耳灵散(经验方):冰片1g　玄明粉1g　硼砂1g　硇砂0.3g　分别研极细末,混合后备用。

耳聋左慈丸(重订广温热论):熟地黄　淮山药　山萸肉　牡丹皮　泽泻　茯苓　五味子　磁石　石菖蒲

百合固金汤(《医方集解》):生地黄　熟地黄　麦冬　百合　贝母　当归　白芍　甘草　玄参　桔梗

至宝丹(《太平惠民和剂局方》):成药,药物略。

当归芍药汤(经验方):当归　白术　赤芍　茯苓　泽泻　黄芩　辛夷花　白菊花　干地龙　甘草　薄荷　川芎

当归龙荟丸(《刘河间医学六书》):当归　龙胆草　栀子　黄连　黄柏　黄芩　大黄　芦荟　青黛　木香　麝香　蜜丸,生姜汤下。

竹叶膏(经验方):鲜竹叶300g(去梗净)　生姜120g　浮白盐180g　先将竹叶熬出浓汁,又将生姜捣汁,同熬沥净,加入盐同熬干,储于有盖瓷器中,备用。

会厌逐瘀汤(《医林改错》):桃仁　红花　甘草　桔梗　生地　当归　玄参　柴胡　枳壳　赤芍

冰硼散(《外科正宗》):玄明粉　朱砂　硼砂　冰片　共研极细末。

冰连散(经验方):黄连3g　辛夷花3g　冰片0.6g　共研细末。

冰麝散(经验方):黄柏3g　黄连3g　甘草1.5g　鹿角霜15g　玄明粉3g　明矾1.5g　硼砂7.5g　冰片1.2g　麝香0.3g　先研黄连、黄柏、甘草三味,再加入其余各药,共研极细末。

安宫牛黄丸(《温病条辨》):成药　药物略

阳和汤(《外科证治全生集》):熟地黄　肉桂　麻黄　鹿角胶　白芥子　炮姜炭　生甘草

阳和解凝膏(《外科证治全生集》):鲜牛蒡全草1500g　鲜白凤仙梗120g　川芎30g　川附子　桂枝　大黄　当归　肉桂　官桂　草乌　川乌　地龙　僵蚕　赤芍　白芷　白蔹　白及　乳香(研细末)　没药(研细末)　各60g　续断　防风　荆芥　五灵脂　木香　香橼　陈皮各30g　麝香30g(研细末)　苏合油120g　用麻油5000g,先将牛蒡子、白凤仙熬枯去渣,次日,除乳香、没药、麝香、苏合油外,余药俱陆续入锅煎枯,去渣滤净,称准克数,每油500g,加炒透桃丹210g搅和,熬至滴水成珠,不粘指为度,水取下锅来,将乳香、没药、苏合油、麝香入膏搅匀,半月后可用。

红棉散(《外科方外奇方》):煅龙骨　枯矾各9g　海螵蛸　胭脂各3g(烧灰)　飞丹6g　冰片0.9g　共为细末。

如意金黄散(《外科正宗》):大黄　黄柏　姜黄　白芷　生南星　陈皮　苍术　厚朴　甘草　天花粉　共研细末。

七　画

苍耳子散(《济生方》):白芷 30 g　薄荷 15 g　辛夷花 15 g　苍耳子 8 g　研为细末。

苁蓉滴鼻液(经验方):肉苁蓉　羊藿叶　当归　桂枝　黄芪各 300 g　煎水两次,浓缩成浸膏,加石蜡油 500 ml,混合。

杞菊地黄丸(《医级》):熟地黄　山萸肉　淮山药　茯苓　泽泻　牡丹皮　枸杞子　菊花

辰砂定痛散(《医宗金鉴》):朱砂　煅石膏　胡黄连　冰片

辛夷散(《三因极一病证方论》):辛夷花　细辛　川椒　干姜　川芎　吴茱萸　附子　皂角　肉桂

辛夷清肺饮(《医宗金鉴》):辛夷花　生甘草　石膏　知母　栀子　黄芩　枇杷叶　升麻　百合　麦冬

补中益气汤(《脾胃论》):黄芪　炙甘草　党参　当归　陈皮　升麻　柴胡　白术

补骨脂丸(见《中医内科学讲义》1963 年版本):磁石　熟地黄　当归　川芎　肉桂　菟丝子　川椒　补骨脂　白蒺藜　胡芦巴　杜仲　白芷　菖蒲

补阳还五汤(《医林改错》):黄芪　当归尾　川芎　赤芍　桃仁　红花　地龙

陈夏六君汤(《医学正传》):陈皮　法夏　党参　茯苓　白术　炙甘草

附桂八味丸(又名金匮肾气丸)(《金匮要略》):熟地黄　山萸肉　牡丹皮　泽泻　茯苓　淮山药　炮附子　肉桂心

附子理中汤(《阎氏小儿方论》):附子　白术　干姜　党参　炙甘草

连理汤(《张氏医通》):白术　人参　茯苓　黄连　干姜　炙甘草

八　画

青黛散(经验方):青黛 60 g　石膏 120 g　滑石 120 g　黄柏 60 g　各研细末,和匀。

青蛤散(《医宗金鉴》):青黛　蛤粉　石膏　轻粉　黄柏　共研细末。

青黛丸(成药):药物略

青吹口散(《包氏喉证家宝》):石膏　人中白　青黛　薄荷　黄柏　炒硼砂　梅片　研为细末。

奇授藿香丸(《医宗金鉴》):藿香连枝叶研细末,雄猪胆汁和丸如梧桐大。

明矾散(经验方):明矾 30 g　甘遂 3 g　白降丹 0.6 g　雄黄 1.5 g　共为细末。

金黄油膏:如意金黄散加凡士林,配成 20% 油膏。

知柏地黄丸(又名知柏八味丸)(《医方考》):山萸肉　淮山药　茯苓　泽泻　丹皮　熟地黄　知母　黄柏

鱼脑石散(经验方):鱼脑石粉 9 g　冰片 0.9 g　辛夷花 6 g　细辛 3 g　共为细末。

鱼腥草液(经验方):将鱼腥草干品切碎,置蒸馏器内加水过药面,加热蒸馏,以每 3 ml 相当原干药 1 g 计算,收集第一次蒸馏液,再行蒸馏,以每 1 ml 相当于原干药 3 g 计算,收集第二次蒸馏液,每 1 000 ml 加入 0.8 g 氯化钠使溶解,再加入适量吐温－80,使溶液澄清,用 IG 重焙玻璃漏斗过滤,滤液灌装,以流通蒸气灭菌 30 min,备用。

泻白散(又名泻肺散)(《小儿药证直诀》):桑白皮(炒)　甘草　地骨皮

参苏饮(《太平惠民和剂局方》):人参　苏叶　葛根　前胡　半夏　茯苓　陈皮　甘草　桔梗　枳壳　木香　生姜　大枣

参苓白术散(《太平惠民和剂局方》):炒扁豆　党参　白术　茯苓　陈皮　淮山药　莲子肉　薏苡仁　砂仁　桔梗　炙甘草

参苓散(《疡医大全》):人参　茯苓　川芎　当归身　熟地黄　黄芪　淮山药　白芍　白术　陈皮　牡丹皮　肉桂　地骨皮　甘草　熟附子

参附汤(《校注妇人良方》):人参　附子

细辛散（经验方）：细辛　荜茇　白芷　青盐　冰片

九　画

荆防败毒散（《摄生众妙方》）：荆芥　防风　羌活　独活　前胡　柴胡　枳壳　桔梗　茯苓　川芎　甘草　人参

柏石散（经验方）：黄柏 30 g　石膏 30 g　枯矾 15 g　研为细末。

栀子清肝汤（《杂病源流犀烛》）：山栀子　菖蒲　柴胡　当归　黄芩　黄连　丹皮　牛蒡子　甘草

柳花散（《外科正宗》）：黄柏　青黛　肉桂　冰片　各研细末，和匀。

牵正散（《杨氏家藏方》）：白附子　僵蚕　全蝎

香苏散（《太平惠民和剂局方》）：香附　紫苏叶　陈皮　甘草

独参汤（《伤寒大全》）：人参

活血止痛汤（《伤科大成》）：当归　川芎　乳香　没药　苏木　红花　地鳖虫　紫荆藤　三七　赤芍　陈皮　落得打

穿粉散（《医宗金鉴》）：轻粉（研隔纸微炒）　穿山甲（炙）　黄丹（水飞过）　共研极细，香油调敷。

神效瓜蒌散（《外科大成》）：瓜蒌　当归　甘草　没药　乳香

神效卫生散（《外科大成》）：羌活　白芷　穿山甲（炒）　石决明（煅）　乳香　没药　大黄　沉香　防风　蝉退　僵蚕

烂耳散（经验方）：穿心莲粉 0.3 g　猪胆汁 0.3 g　枯矾 0.6 g　研末。

养阴清肺汤（《重楼玉钥》）：生地黄　麦冬　白芍　牡丹皮　贝母　玄参　薄荷　甘草

十　画

珠黄散（经验方）：人中白 3 g　马勃粉 15 g　青黛 3 g　孩儿茶 3 g　玄明粉 1.5 g　硼砂 3 g　薄荷 1.5 g　黄连 1.5 g　牛黄 0.9 g　珍珠末 0.9 g　梅片 0.9 g　共研为极细末。

桔梗汤（《伤寒论》）：桔梗　甘草

桃红四物汤（《医宗金鉴》）：熟地黄　当归　白芍　川芎　桃仁　红花

真君妙贴散（《外科正宗》）：硫黄末十斤　荞麦面五斤　白面五斤　以清水微拌，干湿得宜，做成薄片，单纸包裹，风中阴干，用时再研细，用清水，或麻油，或靛汁调敷患处。

真武汤（《伤寒论》）：茯苓　白芍　白术　生姜　附子

胶艾四物汤（《太平惠民和剂局方》）：熟地黄　当归　白芍　川芎　阿胶　艾叶　甘草

铁笛丸（经验方）：诃子　麦冬　茯苓　瓜蒌皮　各 300 g　贝母　甘草　桔梗各 600 g　凤凰衣 30 g　玄参 300 g　青果 120 g

消风散（《外科正宗》）：荆芥　防风　当归　生地　苦参　苍术（炒）　蝉衣　胡麻仁　牛蒡子（炒研）　知母　石膏（煅）　甘草　木通

润喉丸（经验方）：甘草粉 300 g　硼砂 15 g　食盐 15 g　玄明粉 30 g　酸梅 750 g（去核）　共研为细末，以荸荠粉 250 g 为糊制丸，每丸重 3 g。

凉膈散（《太平惠民和剂局方》）：大黄　芒硝　甘草　栀子　薄荷　竹叶　连翘　黄芩

益气聪明汤（《证治准绳》）：蔓荆子　黄芪　党参　黄柏　白芍　炙甘草　升麻　葛根

通气散（《医林改错》）：柴胡　香附　川芎

通气散（《医学准绳六要》）：茴香　木香　人参　延胡索　陈皮　菖蒲　羌活　僵蚕　川芎　蝉衣　穿山甲　甘草

通关散（《喉症全科紫珍集》）：牙皂　川芎

通窍汤（《古今医鉴》）：麻黄　白芷　防风　羌活　藁本　细辛　川芎　升麻　葛根　苍术　川椒　甘草

通窍活血汤(《医林改错》):赤芍　川芎　桃仁　红花　老葱　生姜　红枣　麝香

逍遥散(《太平惠民和剂局方》):柴胡　白芍　当归　白术　甘草　薄荷　生姜　茯苓

桑菊饮(《温病条辨》):桑叶　菊花　桔梗　连翘　杏仁　甘草　薄荷　芦根

十 一 画

黄连膏(《医宗金鉴》):黄连　当归尾　黄柏　生地黄　姜黄　麻油　黄蜡　上药除黄蜡外,浸入麻油内,一天后,用文火熬煎至药枯,去渣滤清,加入黄蜡,文火徐徐收膏。

黄连滴耳液(经验方):黄连120 g　枯矾45 g　甘油1 000 ml　冰片0.6 g　先将黄连煎水两次,浓缩为1 000 ml,滤过液,加入枯矾再滤,然后加入甘油、冰片即成。

黄连解毒汤(《外台秘要》):黄连　黄芩　黄柏　栀子

黄连油混悬液(经验方):黄连粉25 g　加在75 ml蓖麻油内。

黄连阿胶汤(《伤寒论》):黄连　黄芩　芍药　鸡子黄　阿胶

黄芩汤(《医宗金鉴》):黄芩　甘草　麦冬　桑白皮　栀子　连翘　赤芍　桔梗　薄荷　荆芥穗

黄芩滑石汤(《温病条辨》):黄芩　滑石　通草　茯苓　猪苓　大腹皮　白豆蔻

萆薢渗湿汤(《疡科心得集》):萆薢　薏苡仁　黄柏　赤茯苓　牡丹皮　泽泻　滑石　通草

硇砂散(《医宗金鉴》):硇砂　轻粉　冰片　雄黄　研极细末。

银翘散(《温病条辨》):金银花　连翘　桔梗　薄荷　淡竹叶　甘草　荆芥穗　淡豆豉　牛蒡子　芦根

银花解毒汤(《疡科心得集》):银花　地丁　犀角　赤茯苓　连翘　丹皮　川连　夏枯草

清气化痰丸(《医方考》):陈皮　杏仁　枳实　黄芩　瓜蒌仁　茯苓　胆南星　制半夏　姜汁为丸。

清宫汤(《温病条辨》):玄参心　莲子芯　竹叶卷心　麦冬　连翘心　犀角尖

清宫汤(《温病条辨》):犀角　生地黄　玄参　竹叶心　麦冬　丹参　黄连　金银花　连翘

清胃汤(《医宗金鉴》):石膏　黄芩　生地黄　牡丹皮　黄连　升麻

清胃散(《兰室秘藏》):黄连　生地黄　牡丹皮　升麻　当归

清音丸(成药):药物略

清凉膏(《医宗金鉴》):水泼开石灰末一升,加水四碗,搅浑澄清,取清汁一碗,加香油一碗,以箸顺搅数百转,其稠粘如糊,用鸡翎蘸扫伤处。

清瘟败毒散(《疫疹一得》):生石膏　生地黄　犀角　黄连　栀子　桔梗　黄芩　知母　赤芍　玄参　连翘　甘草　牡丹皮　淡竹叶

清燥救肺汤(《医门法律》):冬桑叶　石膏　麻仁　麦冬　阿胶　党参　甘草　杏仁　枇杷叶

清咽利膈汤(《喉症全科紫珍集》):连翘　栀子　黄芩　薄荷　牛蒡子　防风　荆芥　玄明粉　玄参　金银花　大黄

清阳散火汤(《焦氏喉科枕秘》):升麻　白芷　黄芩　牛蒡子　连翘　石膏　防风　当归　荆芥　白蒺藜　甘草

续断紫金丹(经验方):当归　熟地黄　菟丝子　骨碎补　川断　制首乌　焦白术　茯苓　牡丹皮　淮牛膝　红花　血竭　儿茶　乳香　没药　虎胫骨　鹿角霜　自然铜

十 二 画

葱白滴鼻液(经验方):葱白取汁过滤,用生理盐水配成40%溶液。

葱豉汤(《肘后方》):葱白　淡豆豉

越鞠丸(《丹溪心法》):苍术　香附　川芎　神曲　栀子

雄黄解毒丸(《三因极一病证方论》):雄黄　郁金　巴豆霜　共研细末,醋糊为丸,如绿豆大,每服1.5 g。

紫归油(《外科证治》):紫草　当归　各等分用麻油熬,去渣,去火气待用。

紫金锭(又名玉枢丹)(《片玉心书》):成药,药物略。

紫连膏(经验方):黄连 15 g　黄柏 15 g　生地黄 30 g　当归 30 g　紫草 15 g　冰片 3 g　凡士林 500 g

紫雪丹(《太平惠民和剂局方》):成药,药物略。

温胆汤(《备急千金要方》):法夏　陈皮　茯苓　甘草　竹茹　枳实　生姜　大枣

温肺汤(《证治准绳》):升麻　黄芪　丁香　葛根　羌活　甘草　防风　麻黄　葱白

温肺止流丹(《疡医大全》):人参　荆芥　细辛　诃子　甘草　桔梗　鱼脑骨

普济消毒饮(《医方集解》):黄芩　黄连　陈皮　甘草　玄参　连翘　板蓝根　马勃　牛蒡子　薄荷　僵蚕　升麻　桔梗

犀角地黄汤(《备急千金要方》):犀角　生地黄　牡丹皮　芍药

疏风清热汤(经验方):荆芥　防风　牛蒡子　甘草　金银花　连翘　桑白皮　赤芍　桔梗　黄芩　天花粉　玄参　浙贝母

十 三 画

蜂房汤(《圣济总录》):蜂房　淡豆豉　蜀椒(去目)

锡类散(《金匮翼》):象牙屑　珍珠　青黛(飞)　冰片　壁线　牛黄　人指甲　共研极细末,密装,备用,少许吹喉中。

十 四 画

碧玉散(经验方):硼砂 9 g　冰片 0.9 g　胆矾 0.9 g　共研细末。

碧云散(《医宗金鉴》):鹅不食草　川芎　细辛　辛夷花　青黛　共研细末。

蔓荆子散(《东垣十书》):蔓荆子　生地黄　赤芍　甘菊　桑白皮　木通　麦冬　升麻　前胡　炙甘草　赤茯苓

鼻窦灌注液(经验方):辛夷花 30 g　白芷 30 g　黄芪 60 g　薄荷 30 g　羊藿叶 30 g　野菊花 30 g　桂枝 30 g　当归 30 g　栀子 30 g

滴鼻灵(经验方):鹅不食草 650 g　辛夷花 150 g　煎水二次,药液混合,浓缩成 1 500 ml,加盐酸麻黄素粉 3.75 g、葡萄糖粉 15 g,过滤消毒,瓶装备用。

漱口方(经验方):防风 4.5 g　甘草 4.5 g　金银花 15 g　连翘 15 g　薄荷 3 g　荆芥 4.5 g　加水二碗,煎成一碗,漱口。

二 十 一 画

麝香散(《喉症全科紫珍集》):麝香　冰片　黄连末　共研细末。

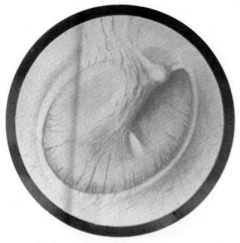

彩图 1 耳胀 急性卡他性中耳炎
（鼓膜轻度内陷）

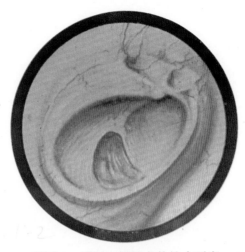

彩图 2 耳闭 慢性卡他性中耳炎
（鼓膜极度内陷）

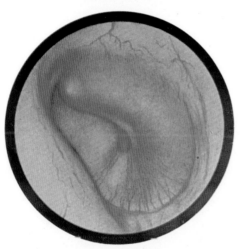

彩图 3 脓耳 急性化脓性中耳炎
（鼓膜充血）

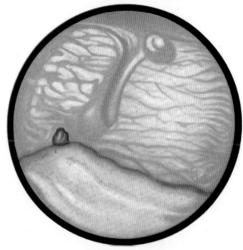

彩图 4 脓耳 急性化脓性中耳炎
（鼓膜穿孔流脓）

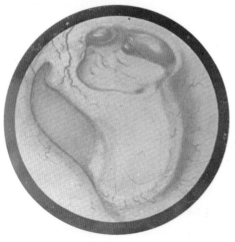

**彩图 5 脓耳 慢性化脓性中耳炎（松弛部
穿孔、胆脂瘤形成并有肉芽组织）**

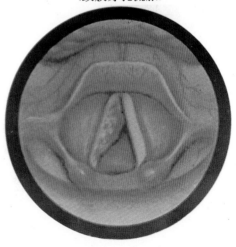

彩图 18 喉 癌

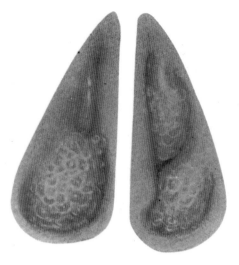

彩图 6　鼻窒　慢性肥大性鼻炎

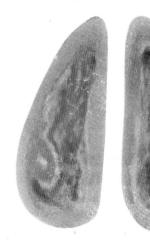

彩图 7　鼻槁　萎缩性鼻炎

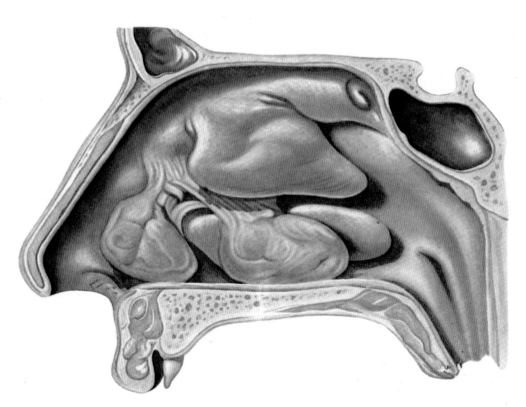

彩图 8　鼻　息　肉

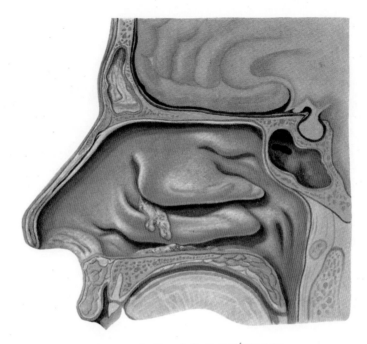

彩图 9　鼻渊（中鼻道引流侧面观）

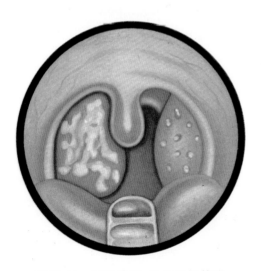

彩图 10　风热乳蛾　急性扁桃体炎

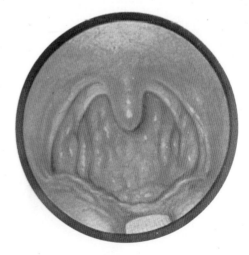

彩图 11　风热喉痹　急性咽炎

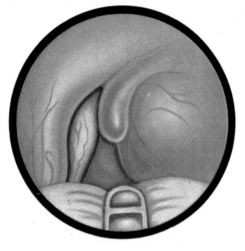

彩图 12　喉关痈 扁桃体周围脓肿

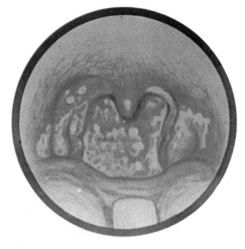

彩图 13　阴虚喉癣 咽部结核溃疡

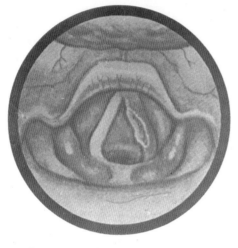

彩图 14　阴虚喉癣 喉部结核溃疡

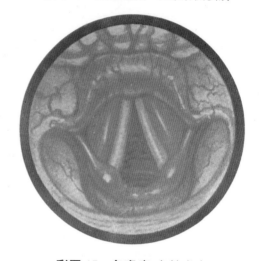

彩图 15　急喉瘖 急性喉炎

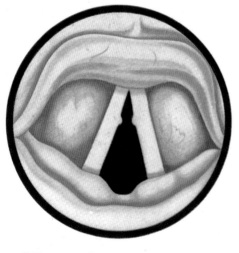

彩图 16　慢喉瘖 慢性喉炎声带小结

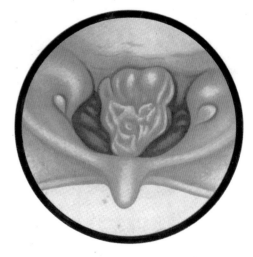

彩图 17　鼻咽癌